Milan Marcinek

Ameaças e desafios no mundo dos veículos

Milan Marcinek

Ameaças e desafios no mundo dos veículos

ScienciaScripts

Imprint
Any brand names and product names mentioned in this book are subject to trademark, brand or patent protection and are trademarks or registered trademarks of their respective holders. The use of brand names, product names, common names, trade names, product descriptions etc. even without a particular marking in this work is in no way to be construed to mean that such names may be regarded as unrestricted in respect of trademark and brand protection legislation and could thus be used by anyone.

Cover image: www.ingimage.com

This book is a translation from the original published under ISBN 978-620-2-06425-5.

Publisher:
Sciencia Scripts
is a trademark of
Dodo Books Indian Ocean Ltd. and OmniScriptum S.R.L publishing group

120 High Road, East Finchley, London, N2 9ED, United Kingdom
Str. Armeneasca 28/1, office 1, Chisinau MD-2012, Republic of Moldova, Europe
Printed at: see last page
ISBN: 978-620-7-80306-4

LISTA DE ABREVIATURAS

ABS	anti-lock braking system
DSR	dynamic steering response
EC	European Comission
EDR	Event Data Recorder
ESP	Electronic Stability Program
EU	European Union
ITS	Intelligent Technology System
ITSs	Intelligent Traffic Systems
IVE	In-Vehicle Equipment
M2M	Machine-to-Machine
MI	Ministry of Interior
MSD	minimum set of data
NHTSA	National Highway Safety Administration
OECD	Organization for Economic Cooperation and Development
PSAP	Public Safety Answering Point
VIN	Vehicle Identification Number

BIOGRAFIA

Milan MARCINEK, PhD. (1965) nasceu em Lucenec, Eslováquia.

Nunca pretendeu equiparar a prática à teoria. Ele considera a teoria como a realização mais elevada da prática genuína. É por isso que ele combina sempre a sua formação com a prática.

No início da sua carreira profissional, trabalhou como socorrista de minas. Mais tarde, trabalhou como chefe de equipa no Serviço de Salvamento de Bombeiros da Eslováquia, o que influenciou a sua futura especialização profissional. Entre 1999 e 2008, trabalhou em Praga na então Direção de Proteção contra Incêndios, PLC. em Praga, como diretor técnico. Em 2012, defendeu a sua tese de doutoramento na Universidade Técnica de Zvolen e foi-lhe atribuído o grau de doutor no programa de estudos "Proteção de pessoas e bens".

Desde 2009, é professor na cadeira de Gestão de Crises e Administração Pública na Academia de Polícia de Bratislava.

É autor e coautor de várias publicações científicas, livros didácticos, estudos, artigos e projectos de investigação na Eslováquia e no estrangeiro.

Atualmente, está a trabalhar num livro sobre tácticas e técnicas de salvamento.

CAPÍTULO 1 INTRODUÇÃO

"Eu posso, logo existo. "
Simon Weil[1]

Os transportes modernos são uma parte essencial de todos os países. O rápido consumo global dos europeus levou a que os transportes terrestres desempenhassem um papel importante. Permitem que os factores de produção forneçam aos consumidores, de forma rápida e eficaz, os produtos das suas actividades e que as pessoas se desloquem livremente. Infelizmente, não é sem razão que os aspectos sociais e agrícolas da nossa vida foram durante muitos anos associados a uma ameaça potencial para todos os intervenientes nos transportes terrestres.

As tecnologias da informação e os sistemas de comunicação vão muito além do que seria de esperar. A sua disponibilidade é a base para o desenvolvimento de outras criações modernas. Atualmente, podemos difundir palavras, sons, imagens ou os nossos pensamentos quase sem fim. Podemos também recuperá-los, alterá-los e criar novos utilizando os mesmos dispositivos. À medida que a disponibilidade de serviços móveis for melhorando ao longo da próxima década, o número de utilizadores de serviços em linha aumentará de forma constante e mudará gradualmente a nossa visão da sociedade.

No entanto, o rápido desenvolvimento, o progresso contínuo e a liberdade não devem ser tomados como garantidos, porque muitas pessoas no mundo digital não têm a mesma sorte que nós. A Internet é tão poderosa nas mãos de regimes repressivos e censores como nas mãos daqueles que a utilizam para a libertação, a educação, a ligação e a alegria.

É também um lugar onde emerge o melhor, mas também o pior, que a humanidade tem para oferecer: Trapaceiros e adúlteros, artistas e artesãos, empresários corajosos e exploradores. E é por isso que devemos compreender o quão poderosa é a digitalização de uma empresa.

A cibercriminalidade atingiu uma dimensão internacional. As mensagens de correio eletrónico com conteúdo ilegal atravessam frequentemente vários países no seu percurso do remetente ao destinatário, ou o conteúdo ilegal é armazenado fora do país. A cooperação estreita entre países no domínio da cibercriminalidade é essencial. Os acordos jurídicos existentes baseiam-se em procedimentos formais, complexos e muitas vezes morosos. Alguns países baseiam o seu regime de auxílio judiciário mútuo no princípio da dupla incriminação. As investigações a nível mundial limitam-se geralmente a infracções que são puníveis em todos os países envolvidos.

Num futuro próximo, os nossos automóveis estarão também equipados com um sistema de segurança eletrónico que chama automaticamente os serviços de emergência em caso de acidente rodoviário grave. A publicação também fornece uma visão sobre o equipamento de salvamento utilizado em caso de acidentes rodoviários nas estradas da República Eslovaca. O comandante do incidente é totalmente responsável pela escolha do equipamento, dependendo da gravidade da situação, por exemplo, veículos danificados, número de vítimas e respectivos ferimentos, idade, gravidade da situação e outros factores importantes. O salvamento de pessoas presas em veículos danificados é um tema constantemente debatido. A tendência atual na indústria automóvel é para "brinquedos"

[1] *Simone Weil* (3 de fevereiro de 1909 - 24 de agosto de 1943) foi uma filósofa social e religiosa francesa, politicamente ativa, que participou na Guerra Civil Espanhola e na Resistência Francesa. Era irmã do matemático André Weil.

automóveis mais modernos, economicamente mais fortes, mais estáveis, mais rápidos e mais seguros. Isto significa um desafio para acompanhar o ritmo da era moderna, não só para os socorristas, mas também para o equipamento de salvamento utilizado.

Além disso, nalguns casos, um veículo comprado por uma pessoa que deseja ter filhos é também o último local onde essa pessoa dará o seu último suspiro, o que também é conseguido através da típica imprudência humana e da colocação em perigo de outros condutores. Os serviços de emergência têm de ultrapassar painéis de vidro laminado e armaduras de aço de alta resistência que podem causar danos ou mesmo desativar ferramentas hidráulicas. As exigências das operações de salvamento estão a tornar-se mais difíceis todos os anos. A segurança dos veículos é assegurada por especialistas. O seu objetivo é produzir automóveis que tenham menos probabilidades de se envolverem num acidente. O sistema de segurança dos veículos, o sistema de segurança dos automóveis e a nova condução ecológica são atualmente um tema de discussão.

Existem também novos sistemas eSafety que combinam tecnologias mecânicas, microeléctricas, de comunicação e de informação para garantir a segurança no automóvel. Se o condutor ficar inconsciente, o sistema informa os serviços de emergência do local do acidente. Estes chegam ao local do acidente em poucos minutos. O sistema de transporte inteligente é sinónimo de tecnologias de informação modernas para monitorizar, avaliar e controlar o tráfego diário. De acordo com os pareceres apresentados, a inovação contribuirá para tornar os transportes mais sustentáveis, ou seja, eficientes, limpos, seguros e sem descontinuidades.

A Comissão Europeia elaborou um quadro jurídico normalizado para os seus Estados-Membros, que deve ser aplicado por todos os países. Existem medidas absolutamente necessárias para reduzir o número de feridos graves nas estradas europeias. A comunicação imediata do acidente e o conhecimento da localização exacta do local do acidente reduzem o tempo necessário para prestar uma assistência eficaz em 50% fora das zonas urbanas e em 40% nas zonas urbanas. Uma chegada mais rápida ao local do acidente permite tratar mais cedo as consequências do acidente, reduzindo o risco de acidentes secundários, diminuindo o congestionamento, o consumo de combustível e as emissões de CO2.

Os veículos ligados à Internet estão a conduzir-nos a um modelo de transporte mais seguro e mais eficiente, proporcionando uma experiência de condução interligada. No entanto, existe a preocupação de que isso possa expor os veículos conectados e os seus ocupantes a potenciais riscos de ameaças em linha. Esta publicação aborda a área da cibersegurança automóvel, cuja importância tem vindo a aumentar nos últimos tempos. A investigação conduzida para identificar potenciais vulnerabilidades na cibersegurança dos veículos destaca o modo como a segurança automóvel parece estar a responder à afirmação de que os automóveis podem, de facto, ser pirateados. O desenvolvimento de questões científicas em torno da cibersegurança automóvel e as questões sobre a responsabilidade relacionada com incidentes de cibersegurança automóvel estão a aumentar, assim como os potenciais impactos negativos ou a utilização indevida dos dados dos veículos.

Os dados empíricos contidos neste estudo científico dizem respeito a uma das componentes que integram o sistema de segurança rodoviária num sentido mais lato. O autor centrou a sua atenção na apresentação dos equipamentos utilizados diariamente pelos bombeiros nas operações em caso de acidentes rodoviários, catástrofes na construção civil e industrial e outras ameaças locais graves.A Internet é uma das áreas de mais rápido crescimento no desenvolvimento de infra-estruturas técnicas. A procura de ligação à Internet e de computadores levou a que a tecnologia informática fosse integrada em produtos que normalmente funcionam sem ela, como os automóveis e os edifícios.

A eletricidade alimenta as infra-estruturas de transporte, os serviços militares e a logística. Pode dizer-se que todos os serviços modernos dependem da utilização de sistemas informáticos. Embora o desenvolvimento das novas tecnologias se centre principalmente na satisfação das exigências dos consumidores, as pessoas de todo o mundo têm um acesso mais fácil à Internet e aos produtos e serviços que lhe estão associados. O correio eletrónico substituiu a tradicional carta. Atualmente, a apresentação em linha na Internet é mais importante para as empresas do que o material publicitário impresso. Os serviços de comunicação e telefónicos baseados na Internet estão a crescer mais rapidamente do que a telefonia fixa.A disponibilidade de STI e de novos serviços baseados em redes oferece uma série de benefícios à sociedade em geral. Estes sistemas transformaram muitos sectores, desde a educação aos cuidados de saúde e à administração pública. Também integram as tecnologias existentes para criar novos serviços. Aplicações como a administração pública em linha, os negócios electrónicos, a educação em linha, a saúde em linha e o ambiente em linha são consideradas motores de desenvolvimento, na medida em que proporcionam um canal eficiente para a prestação de uma vasta gama de serviços essenciais em zonas remotas e rurais. Com a abordagem, o contexto e o processo de implementação correctos, os investimentos em aplicações e ferramentas podem conduzir a melhorias na produtividade e na qualidade. Infelizmente, o roubo de identidade em linha e a apropriação das credenciais ou informações pessoais de outra pessoa através da Internet, com a intenção de as reutilizar fraudulentamente para fins criminosos, é hoje uma das maiores ameaças à adoção contínua dos serviços de administração pública em linha e de comércio eletrónico. O custo dos serviços Internet é também frequentemente muito inferior ao de serviços comparáveis fora da rede. Os serviços de correio eletrónico são frequentemente gratuitos ou custam muito pouco em comparação com os serviços postais tradicionais. Os custos mais baixos são importantes, pois permitem que os serviços sejam utilizados por muito mais utilizadores, incluindo pessoas com baixos rendimentos. Dados os recursos financeiros limitados de muitas pessoas nos países em desenvolvimento, a Internet permite-lhes utilizar serviços a que, de outro modo, não teriam acesso fora da rede.Estamos na fase inicial dos sistemas de transporte inteligentes. Transformar o sistema de transportes não significa apenas construir novas estradas ou reparar as estradas. O futuro dos transportes não reside apenas no aço, mas também na utilização crescente das tecnologias da informação, por exemplo, nos veículos, estradas, semáforos ou sinais de trânsito. Estes tornar-se-ão inteligentes ao serem equipados com microchips e sensores que comunicam entre si através de tecnologias sem fios. Os ITS conduzirão a uma melhoria significativa do desempenho dos sistemas de transporte, incluindo a redução do congestionamento e o aumento da segurança e do conforto dos viajantes.[2]*Por último, a introdução destes sistemas na vida quotidiana conduziu ao desenvolvimento do conceito moderno de sociedade da informação. Este desenvolvimento da sociedade da informação oferece grandes oportunidades. Os desenvolvimentos tecnológicos melhoraram a vida quotidiana. No entanto, o crescimento da sociedade da informação é também acompanhado de novas e graves ameaças. Os ataques às infra-estruturas da informação e aos serviços Internet podem prejudicar a sociedade de formas novas e críticas. A fraude em linha e os ataques de pirataria informática são apenas alguns exemplos de crimes que são cometidos em grande escala todos os dias, e os prejuízos financeiros causados pela cibercriminalidade são considerados enormes.* [3]

---

[2] Alguns autores salientaram que os Estados Unidos estão atrasados em relação aos líderes mundiais na implantação dos STI, nomeadamente o Japão, Singapura e a Coreia do Sul. Esta situação explica-se pela persistente falta de financiamento adequado para os STI e pela ausência de um sistema organizativo apropriado para os promover nos Estados Unidos.

[3] Só em 2003, o software malicioso causou danos no valor de 17 mil milhões de dólares. Cerca de

CAPÍTULO 2 DIAGNÓSTICO DOS ACIDENTES DE VIAÇÃO

FACTORES DOS ACIDENTES RODOVIÁRIOS

O termo tráfego, como substantivo, refere-se ao conjunto de coisas (peões ou veículos) que entram e saem de um determinado local durante um certo período de tempo. Significa o movimento de coisas e o transporte de um sítio para outro. O termo mudou ao longo dos séculos. Ao longo da história, contribuiu significativamente para o desenvolvimento da civilização. O desenvolvimento tecnológico dos veículos está intimamente ligado ao desenvolvimento tecnológico de todos os outros meios de produção.

Dependendo das condições naturais e sociais, ainda existem animais de tração utilizados na sociedade, por exemplo, os camelos no deserto, os elefantes na Índia e os cavalos das estepes. No passado, o homem utilizava um sistema de trenós sobre carris. Mais tarde, foram colocadas pedras cilíndricas sob objectos pesados. As primeiras rodas utilizadas no fabrico dos primeiros automóveis foram criadas a partir delas ao longo do tempo. Atualmente, a imagem da pressa é típica da nossa sociedade. Esta imagem reflecte-se na produção da indústria automóvel, uma vez que são fabricados veículos com maior desempenho para transportar uma pessoa de um local para outro no menor tempo possível.[4]

ACIDENTE DE VIAÇÃO

Um acidente é um *acontecimento indesejado ou infeliz que ocorre de forma não intencional e que normalmente resulta em danos, ferimentos, prejuízos ou perdas; infortúnio; contratempo*. Uma colisão rodoviária, também conhecida como acidente de viação, colisão de veículos a motor, colisão de veículos a motor, acidente de viação, acidente de viação, colisão rodoviária, acidente de viação, wreck (EUA), car crash ou car smash (Austrália), ocorre quando um veículo colide com outro veículo, um peão, um animal, detritos na estrada ou outro obstáculo estacionário, como uma árvore ou um poste. As colisões de trânsito podem resultar em ferimentos, morte, danos no veículo e danos materiais.

Tendo em conta a atividade em que o acidente ocorreu, classificámo-los da seguinte forma:

- Acidente rodoviário,
- Acidente de trabalho,
- outros acidentes.

Um acidente rodoviário tem diferentes consequências, quer para os ocupantes do veículo, quer para os danos materiais, sendo os danos à vida os de valor mais elevado.

CAUSAS DOS ACIDENTES RODOVIÁRIOS

A maioria dos acidentes rodoviários é causada por erro humano. Estudos efectuados demonstraram que mais de 80% de todos os acidentes com mortos e feridos são causados por erro do condutor. As principais causas de mortes e ferimentos nas estradas eslovacas continuam a ser o excesso de velocidade, a condução sob o efeito do álcool e a não utilização do cinto de segurança. O trânsito é um mecanismo complicado. O veículo tornou-se uma parte inseparável de nós. O trânsito não funcionaria sem regras para condutores, peões e outros utentes da estrada. Os deveres dos utentes da estrada estão definidos. No entanto, há sempre colisões e, consequentemente, acidentes.

60% das empresas dos Estados Unidos consideram que a cibercriminalidade lhes é mais dispendiosa do que a criminalidade física.

[4] MARCINEK, M. - DWORZECKI, J. *Aspectos técnicos da utilização de equipamento especializado selecionado para salvamento na estrada*, 12 p.

Um acidente rodoviário é um incidente na estrada diretamente relacionado com o tráfego e no qual

a) a morte ou os ferimentos sejam causados a uma pessoa,
b) uma estrada ou uma instituição de solidariedade social seja danificada,
c) Derrame de mercadorias perigosas,
d) danos causados a um dos veículos envolvidos, incluindo as mercadorias ou outros objectos transportados.

As causas mais comuns de acidentes incluem

1) Falta de concentração durante a condução,
2) Churrasco,
3) Ultrapassar o limite de velocidade.
4) Inversão de marcha e viragem inadequadas.
5) O condutor sobrevaloriza a sua própria capacidade e perde o controlo do veículo.

O termo operação técnica é definido em termos gerais e está estreitamente relacionado com o incidente do acidente rodoviário. Todas as operações com carácter de salvamento em catástrofes naturais e outras situações de emergência são consideradas operações técnicas. Os acidentes de viação são operações que se caracterizam pelo salvamento de pessoas em caso de colisão de veículos.

Tipos de acidentes rodoviários:

- *Acidentes de viação simples* - se três pessoas sofrerem ferimentos ligeiros ou uma pessoa ficar gravemente ferida, em alguns casos uma pessoa morre.
- *Acidentes de viação envolvendo vários veículos* - em que 5 pessoas sofreram ferimentos ligeiros ou 3 ferimentos graves e, nalguns casos, pelo menos 2 pessoas morreram, resultando em incêndios.
- *Acidentes de viação* envolvendo substâncias perigosas - quando está envolvido um veículo que transporta uma substância perigosa e existe o risco de a substância perigosa se derramar no ambiente, constituindo assim uma ameaça para os residentes.

FACTORES DOS ACIDENTES DE VIAÇÃO

O estudo revela que, na maioria dos países da OCDE, o custo dos acidentes de viação representa 2% do produto interno bruto do país. Nos países em desenvolvimento, os danos são muito superiores aos empréstimos ou à ajuda internacional recebida. No estudo etiológico dos acidentes rodoviários, distinguem-se os seguintes elementos como factores causais:

- As pessoas - enquanto utentes da estrada - U;
- Veículo (V);
- Estrada (Umland - S).

Na interpretação do termo "utente da estrada", devem ser incluídos todos os utentes da estrada (automobilistas, motociclistas, ciclistas, utentes da estrada - peões). Os elementos acima referidos estão presentes na maioria das análises efectuadas sobre a segurança rodoviária.

Existem dois termos principais no domínio da segurança rodoviária: colisão e acidente rodoviário. Uma colisão é um incidente rodoviário em que um veículo é danificado e nenhuma pessoa morre ou fica ferida. Um acidente rodoviário, por outro lado, é um evento em que um ou mais utentes da estrada estão envolvidos num incidente em que uma pessoa fica ferida ou morre. Nestes casos, a polícia, a ambulância e, se necessário, os bombeiros (se a vítima estiver presa no veículo) devem ser imediatamente accionados. Em cada colisão, podem distinguir-se três fases interligadas: Fase inicial, fase final e fase de conclusão. Na fase inicial, verifica-se uma situação de trânsito em que os utentes da estrada não têm qualquer possibilidade de evitar um acidente. As consequências da fase final, que dura alguns segundos e se desenrola numa curta distância, são as mais graves (ferimentos, morte de utentes da estrada, danos ou destruição de um veículo e danos materiais no ambiente). Uma exceção é um acidente de viação que envolva muitos veículos em estradas com elevada intensidade de tráfego (mais de 700 veículos por hora), em que o tempo da fase culminante e da zona de colisão (o chamado efeito dominó) é prolongado. A fase final é uma continuação da fase de culminação e pode terminar quando todos os veículos envolvidos numa colisão rodoviária tiverem parado (por exemplo, no caso de um incêndio).

As pessoas são um elemento central do sistema homem-veículo-estrada. Por conseguinte, a resolução dos problemas de tráfego exige o conhecimento dos utentes da estrada, como os condutores, os ciclistas e os peões. O erro humano desempenha um papel decisivo na maioria dos casos de acidentes de viação (acidentes, colisões).

O fracasso reside neste facto:

- Desrespeito da velocidade associada ao tráfego e dos limites de velocidade aplicáveis;
- Não cumprimento das regras de circulação rodoviária aplicáveis;
- Realização de uma manobra inadequada;
- Desrespeito das regras de trânsito pelos peões.

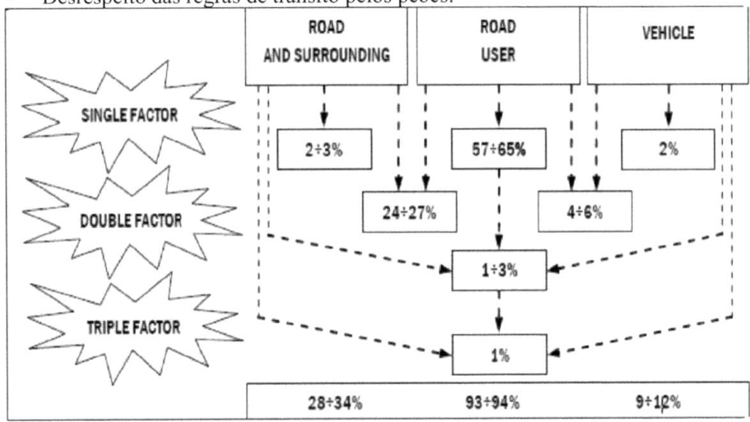

Figura 1 A percentagem de determinados factores nos acidentes rodoviários.

Fonte: Rumar Kare. O papel do comportamento humano. Aspectos psicológicos, [In:] Segurança rodoviária, antes de mais, uma questão de responsabilidade. Seminário Internacional da CEMT 1998.

As causas mais comuns de acidentes rodoviários são

- **O excesso de velocidade e a inobservância das condições de condução** (por exemplo, condições da estrada, condições climatéricas) são as principais causas de acidentes. Os infractores são, na sua maioria, jovens que conduzem automóveis de alto nível. Estes veículos não estão "aptos" a circular nas nossas estradas, que têm buracos e pequenos ressaltos. Os sinais de limite de velocidade mal colocados contribuem para um problema ainda maior. Além disso, o excesso de velocidade dos veículos não tem nada a ver com as condições climatéricas. As estradas escorregadias que reduzem a tração das rodas e a visibilidade reduzida em caso de chuva intensa ou nevoeiro, bem como os ventos fortes, não são apenas a causa de colisões, mas também de acidentes mortais;

- **Fazer respeitar o direito de passagem.** Ritmo de vida acelerado, pressa, aumento do tráfego nas horas de ponta, engarrafamentos, muitas carrinhas de entregas e veículos comerciais pesados durante a semana, mas também os chamados condutores de domingo que conduzem mais devagar (mais cautelosamente) - obrigam os que efectuam manobras mais eficientes a ultrapassar. Esta ultrapassagem nem sempre é efectuada de forma segura (falta de adaptação ao tempo e ao lugar). Nos casos mais trágicos, dá-se uma colisão frontal;
- **Conduzir um veículo sob a influência de álcool, drogas ou outras substâncias psicoactivas.** Os condutores embriagados são um verdadeiro pesadelo. Não se apercebem de que, se se sentem seguros depois de consumirem álcool, se tornam um perigo para si próprios e para os outros. O álcool aumenta o tempo de reação do condutor. Leva a uma condução rápida e descontrolada, sem prestar atenção aos sinais de trânsito e aos outros utentes da estrada. Os consumidores de drogas representam um grupo novo e perigoso;
- **Comportamento inadequado dos utentes vulneráveis da estrada (peões).** Os peões são as vítimas mortais mais frequentes dos acidentes rodoviários. Há duas razões para este facto. A primeira razão é a culpa do peão, por exemplo, atravessar um sinal vermelho, atravessar uma zona não sinalizada, entrar numa estrada, abandonar o veículo sem boa visibilidade, presença de crianças na estrada sem um supervisor. Os peões nem sempre se apercebem de que são perdedores e que não têm qualquer hipótese numa eventual colisão com um veículo. Estas últimas razões são imputáveis a pessoas descuidadas que não respeitam as regras de trânsito ou a condutores embriagados;
- **Danos num veículo, avarias.** Qualquer marca de automóvel, mesmo a mais prestigiada, pode ter uma avaria. Atualmente, os veículos com kit após reparação e com defeitos de fábrica ocultos representam um risco de acidentes potenciais. Uma avaria pode ocorrer em qualquer momento da condução na estrada, e a vida do condutor, dos passageiros e de outras pessoas que se encontrem nas imediações do acidente depende da reação do condutor.
- **Estado psicofísico de um automobilista.** A investigação e a observação quotidiana dos utilizadores de veículos classificam estas pessoas como:
  - condutores seguros;
  - condutores pouco razoáveis;
  - condutores activos com atenção limitada;
  - condutores passivos com atenção limitada.

Os factores psicofísicos determinam uma condução segura. Estes incluem o temperamento, a idade, a visão, o estado geral de saúde, a fadiga, a situação profissional ou familiar atual, o stress e a rapidez de decisão.[5]

1.2. FACTORES QUE INFLUENCIAM O COMPORTAMENTO DOS CONDUTORES NO TRÁFEGO RODOVIÁRIO

A participação segura no tráfego rodoviário depende de um certo grau de desenvolvimento mental e físico. Os elementos de origem psicológica que têm uma influência significativa nas decisões do condutor diretamente relacionadas com as actividades de segurança rodoviária são os processos cognitivos (impressão, perceção, representação mental, pensamento), emocionais, volitivos e outras características, como a influência do álcool ou das drogas no organismo do condutor.)

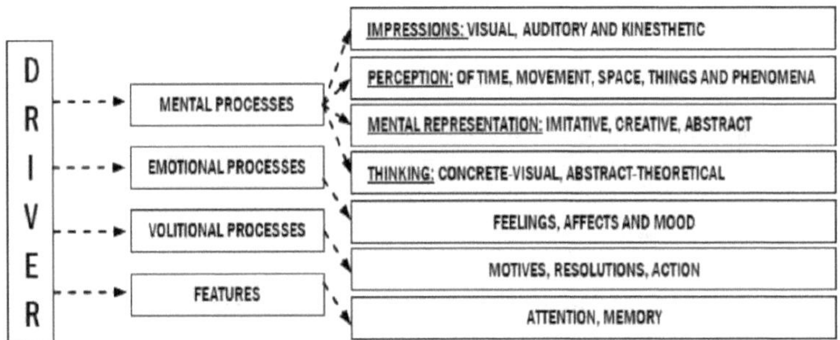

Figura 2: Elementos da mentalidade humana que têm uma influência significativa na condução de um veículo. Fonte: Elaboração própria.

Os elementos mais importantes da personalidade (características psicológicas e fisiológicas, a personalidade do condutor) que desempenham um papel decisivo numa condução segura e adequada à estrada e às condições meteorológicas são

- *Temperamento.* Os traços de personalidade dos utentes da estrada contribuem frequentemente para as causas dos acidentes rodoviários. No tráfego rodoviário moderno, um condutor deve estar de boa saúde e possuir traços mentais e de carácter adequados. Não há dúvida de que estes podem ser reconhecidos, pelo menos em certa medida, através de testes especiais. Desta forma, as pessoas que poderiam causar situações perigosas poderiam ser excluídas do tráfego. Por exemplo, os psicopatas ou as pessoas com tendência para o pânico ou para a agressividade podem ser assinalados. A alegação de possuir as características supracitadas constitui uma falta de qualificação útil para participar na circulação rodoviária. A conclusão anterior aplica-se igualmente às pessoas que se encontram temporariamente num estado que

[5] DWORZECKI, J.: *Transportes na Polónia. Diagnóstico dos componentes de segurança*, [In:] Metodologia a metodika analyzy zdrojov ohrozenia vnutornej bezpecnosti SR, Bratislava 2011, pub. Akademia Policajneho zboru v Bratislave, p. 22.

restringe a sua participação segura no tráfego. Deve ser feita uma distinção entre: ansiedade grave, perturbações de ansiedade, estado de fraqueza considerável, fadiga, exaustão, perturbações psicométricas resultantes do consumo de álcool ou da toma de medicamentos, capacidade física reduzida devido a luxações ou fracturas dos membros superiores e inferiores, que resultam numa redução da capacidade física do condutor;

- *Pensamento.* É um grau superior de um processo cognitivo. Permite refletir não só sobre as características externas dos objectos percebidos, mas também sobre as relações entre eles. Além disso, pode ser uma atividade cognitiva destinada a resolver um problema (teórico ou prático). Ao conduzir um automóvel, há tarefas que são novas e para as quais *o* condutor não dispõe de um algoritmo pronto. Uma pessoa deve ter a capacidade de tirar as conclusões correctas e adequadas com base numa análise actualizada das informações disponíveis, por exemplo, um condutor determina a eficiência de um dispositivo com base no conhecimento do seu funcionamento normal;

- *Memória.* Esta capacidade consiste na capacidade de refletir sobre experiências passadas e é também um fator importante que permite ao condutor comportar-se corretamente, especialmente em situações de trânsito difíceis. Uma presença insuficiente da caraterística acima mencionada leva a dúvidas na tomada de decisões, o que subsequentemente leva a erros ou ao abrandamento do início de uma ação apropriada e, portanto, a uma situação perigosa quando se participa no tráfego rodoviário;
- *A perceção.* É outro elemento importante do processamento da informação. É um processo cognitivo associado às impressões e à compreensão do significado dos objectos e dos fenómenos. Uma pessoa que conduz um veículo recebe um grande número de estímulos visuais, acústicos e outros menos importantes (por exemplo, térmicos). Estes formam uma imagem unificada, sendo necessário dirigir a atenção em função da situação do tráfego;
- *Atenção.* A falta de atenção é um dos factores psicológicos mais importantes que conduzem a erros do condutor e, consequentemente, a acidentes rodoviários. Esta capacidade ocorre tanto na forma de atenção ativa como passiva. A atenção ativa é uma concentração consciente em qualquer objeto num determinado momento e com um objetivo específico. Está associada ao envolvimento psicossomático e conduz à fadiga. A atenção passiva ocorre sem intenção humana consciente e não requer qualquer esforço. A atenção passiva pode facilitar ou dificultar a passagem para a atenção ativa, por exemplo, uma sinalização horizontal e vertical adequada deve levar a uma reação imediata sob a forma de ativação da atenção ativa (aumento da atenção, melhoria da concentração) em antecipação de uma situação indicada por um sinal. As características da atenção são decisivas para os erros (separabilidade, mobilidade, permanência, alcance e mudança);
- *A personalidade do condutor.* Tendo em conta elementos seleccionados e constantes do perfil psicológico de cada pessoa, devem ser destacadas três categorias de comportamento do condutor:

- comportamento lógico;
- comportamento ilógico;
- comportamento irracional.

Na categoria de comportamento lógico, as acções de um condutor podem ser previsíveis, ao contrário das outras categorias, que resultam numa manobra não planeada que não determina de forma alguma a situação na estrada. Os condutores agressivos caracterizam-se por acções que não estão em conformidade com a lógica e que podem ser causadas por agitação, surpresa ou incerteza. O autor aponta para uma forma de ação mais ampla, impulsiva e irracional, por exemplo, quando um condutor efectua uma manobra que não é adequada à situação atual na estrada ou quando uma pessoa se comporta de forma agressiva em relação a outros utentes da estrada. A probabilidade de uma colisão aumenta. Os condutores inteligentes, por outro lado, podem utilizar plenamente os seus conhecimentos e competências e reagir corretamente a novas tarefas e situações.

- *A visão permite a perceção de* estímulos visuais. Está ligada ao conceito de visão, que é entendida como a capacidade de perceber objectos espacialmente (estereometria, estereomicroscópio) e de distinguir tamanhos, formas, cores e movimentos. Permite avaliar a distância e a velocidade dos veículos no campo de visão;
- *O tempo de reação é* o tempo necessário para parar um carro. Pode ser medido ao longo do tempo que decorre entre a ocorrência do estímulo e a execução da ação atribuível ao estímulo. O tempo de reação médio (o tempo de reação médio resultante de uma série de medições do tempo de reação para um determinado estímulo) é importante para a avaliação de um determinado condutor, tal como a estabilidade da reação, que é medida pela diferença entre o tempo de reação mais longo e o mais curto. Um condutor com uma variação significativa no tempo de reação pode causar mais perigo na estrada.

O álcool é uma das principais causas de acidentes rodoviários. Em consequência do consumo de álcool, os condutores captam menos impressões visuais, têm uma capacidade de concentração mais fraca e são menos capazes de dirigir a sua atenção para outros pontos no espaço. Além disso, a acuidade visual é reduzida, o campo de visão é limitado, a sensibilidade ao encandeamento aumenta e o tempo necessário para a adaptação visual repetida às condições de visibilidade é alargado.

Também muito perigoso é o efeito sobre os processos mentais, que se manifesta em atividade e conversa excessivas, bem como na negligência dos bailarinos, na autoconfiança através de juízos errados. A coragem aumenta e é acompanhada por uma descarga motora sob a forma de velocidade excessiva. Além disso, o sentido de responsabilidade pelas acções é reduzido em tal situação, e a imprudência e o descuido são muito maiores. Os resultados da investigação mostram que, em concentrações de 0,2 a 0,3 por milha, o desempenho psicofísico do condutor diminui, o que pode levar a um acidente em determinadas condições (por exemplo, com granizo, nevoeiro ou quando um peão entra subitamente na estrada).

Com uma taxa de álcool total dentro dos limites de 0,3-0,5 por milha, os infractores apresentam dificuldades psicomotoras que podem ser controladas. Com 0,3 por milha, a função intelectual do cérebro é afetada, a atenção é prejudicada, o tempo de reação a novos estímulos visuais é retardado e ocorrem perturbações musculares.

A ocorrência de perturbações psicomotoras também aumenta a probabilidade de um acidente rodoviário. Está provado que o risco de causar um acidente rodoviário fatal com um nível de álcool no sangue de 0,5 por mil é duas vezes maior do que quando um condutor sóbrio está a conduzir um veículo. Além disso, os peões embriagados representam um perigo para o tráfego rodoviário e são uma das principais causas de acidentes rodoviários. Os acidentes causados por peões embriagados acontecem de facto:

- nas zonas urbanizadas, nas cidades com grande volume de tráfego, onde os peões não respeitam as regras de trânsito e cometem frequentemente o erro de entrar imprudentemente na faixa de rodagem à frente de um automóvel em excesso de velocidade;
- à noite, ao entardecer e em condições de poeira, nos períodos outono-inverno e inverno-primavera, quando a visibilidade dos peões é limitada pelos outros utentes da estrada;
- Nos fins-de-semana, os sábados e os domingos são os dias mais movimentados para os peões embriagados;
- no final da tarde, entre as 18 e as 22 horas, enquanto o envolvimento de peões embriagados é mais elevado à noite, entre as 22 e as 4 horas.

Os erros mais comuns cometidos por peões sob o efeito do álcool são atravessar a estrada de forma imprudente à frente de um veículo em excesso de velocidade, atravessar a estrada em locais proibidos, ficar de pé ou deitado na estrada e andar do lado errado da estrada.

Os efeitos de substâncias psicotrópicas, antidepressivos, estimulantes, anestésicos locais, anestésicos gerais, analgésicos, antibióticos e sulfonamidas) podem causar muitas alterações nas reacções psicofisiológicas dos seres humanos, por exemplo Hipersensibilidade à luz e clarividência, redução do campo de visão, redução da audição, fadiga acelerada, diminuição da coordenação das capacidades motoras (diferenciação, equilíbrio, ritmização, velocidade de reação, orientação, adaptação - alteração do desempenho motor), deterioração da capacidade de avaliar corretamente uma situação, enfraquecimento da capacidade de autocrítica, distração, sensação de sonolência quando se perde a consciência durante algum tempo. No que respeita às medidas preventivas no contexto da condução sob o efeito de medicamentos, o papel do médico é fundamental. O médico deve ter o dever de informar os pacientes sobre as consequências da medicação em todas as circunstâncias. As empresas farmacêuticas são igualmente obrigadas a fornecer informações sobre as contra-indicações para conduzir após a ingestão de determinadas substâncias.

Outra razão para os acidentes de viação é o consumo de drogas, sendo a condução sob o efeito de drogas muito comum nos dias de hoje. Qualquer quantidade de droga, por mais pequena que seja, afecta o organismo e constitui um perigo para todos os utentes da estrada. O condutor perde o controlo das suas reacções. As pessoas intoxicadas são muitas vezes agressivas, as suas mãos tremem, murmuram e estão frequentemente muito dispostas a submeter-se a uma inspeção técnica.

No que se refere à estrada como elemento do sistema de segurança rodoviária, é de notar que, de acordo com dados estatísticos, é o segundo *"fator causal" mais importante* (a seguir ao condutor) para o número de acidentes rodoviários. As características estruturais da estrada e da sua envolvente imediata são de importância crucial para garantir a segurança dos utentes. Trata-se de um traçado de estradas e caminhos que se caracteriza pela simplicidade, regularidade e homogeneidade das soluções utilizadas, o que, por sua vez, melhora a legibilidade e a compreensibilidade para os condutores e outros utentes da estrada.

A monitorização constante das redes rodoviárias existentes, a modernização do sistema e o desenvolvimento de medidas de contraste com a saturação sistemática do tráfego contribuirão para limitar o risco atual para o tráfego.

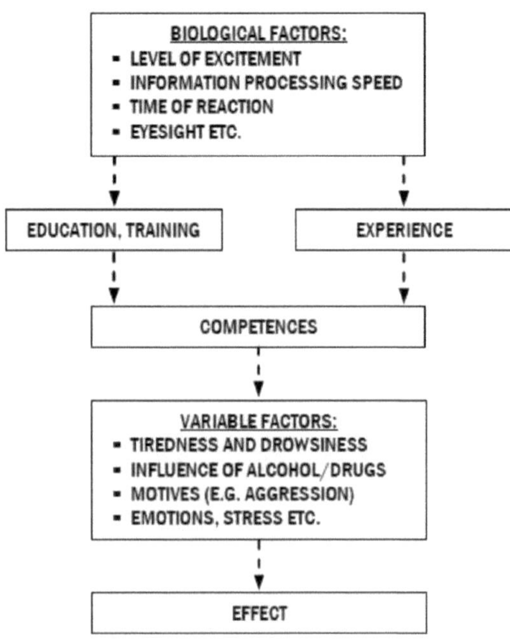

Figura 3 Factores que influenciam o comportamento de um condutor no tráfego rodoviário.

Fonte: Elaboração própria com base em CARSTEN, O., Multiple perspective, [In:] Human factors for highway engineers, (ed.) FULLER, R., SANTOS, J.A., Pergamon 2002.

DISPOSIÇÕES LEGAIS EM MATÉRIA DE SALVAMENTO E EVACUAÇÃO

Os regulamentos legais relativos à utilização de equipamento de salvamento e de ajudas técnicas em acidentes rodoviários dividem-se em dois níveis:

A. Actos jurídicos europeus - tratam do assunto em geral e normas que se relacionam diretamente com o equipamento de salvamento e o seu funcionamento. Estas incluem, em particular, a norma europeia EN 13204:2004 "Equipamento hidráulico de resgate de dupla ação para bombeiros e serviços de resgate. Requisitos de segurança e desempenho". Esta norma trata de equipamento de combate a incêndios, equipamento de salvamento, ferramentas de corte, equipamento hidráulico, equipamento movido a energia hidráulica, perigos, segurança do equipamento, medidas de segurança, ensaios de desempenho, controlos, equipamento de emergência, avaliação de riscos, funcionamento e manutenção. Esta norma é também utilizada pelos fabricantes de equipamento hidráulico de salvamento. Os requisitos para o equipamento de salvamento são os mesmos em todos os países europeus e os fabricantes devem cumprir todos os requisitos em termos de desempenho, características, segurança e manutenção de acordo com esta norma.[6]

Estes requisitos mudam naturalmente com o desenvolvimento dos veículos. Atualmente, são utilizadas ligas com maior resistência para os quadros dos veículos. Os novos projectos de veículos preocupam-se principalmente com novas zonas de deformação na parte da frente do veículo em caso de impacto frontal. As barras de retenção contra impactos laterais estão localizadas nas portas laterais do veículo. Em caso de colisão frontal, a dimensão e o sistema das rodas e o desvio do motor são importantes para a proteção dos membros inferiores das pessoas transportadas. Nos últimos anos, tem-se discutido o aço de alta liga para os quadros da carroçaria e o aço titânio ou o reforço das partes principais da carroçaria (pilares) com as chamadas tiras de aço, que por vezes não podem ser cortadas com extractores hidráulicos fabricados antes de 2002. Cada fábrica de automóveis tem os seus próprios gabinetes de conceção, onde os engenheiros de segurança concebem carroçarias constituídas por uma estrutura de segurança extremamente dura, entendida como uma área segura para os viajantes, rodeada por zonas de deformação que absorvem a energia do impacto. As zonas de deformação que absorvem a energia de impacto ajudam a minimizar as consequências indesejáveis do impacto. As zonas de deformação lateral entre o painel exterior da porta e o revestimento interior distribuem a energia de impacto por uma grande área, enquanto os reforços resistentes ao impacto são concebidos para reduzir o risco em caso de colisão lateral. Para garantir que as portas da carroçaria não são zonas de fraca proteção, são inseridos

[6] MARKOVA, I. et al: *Proteção de pessoas e bens contra incêndios.* S. 130.

reforços de proteção nas portas e o espaço da porta é preenchido com espuma de absorção, o que reduz a probabilidade de ferimentos.

B. Actos jurídicos nacionais - cada país tem os seus próprios actos jurídicos que tratam da recuperação em caso de acidentes rodoviários. Um exemplo é a República Eslovaca. No entanto, existem regulamentos que tratam apenas parcialmente do tema da recuperação e que se destinam mais aos serviços de bombeiros e de salvamento.

Pelo contrário, existem regulamentos que tratam do assunto. Estamos a referir-nos, em particular, à portaria do Ministro do Interior e às instruções do Presidente do Serviço de Bombeiros e Salvamento.

- Lei nº 314/2001 Coll. sobre a proteção contra incêndios, com a última redação que lhe foi dada
- Lei n.º 315/2001 Coll. sobre os serviços de incêndio e de socorro
- Lei n.º 8/2009 Col. sobre a Lei do Tráfego Rodoviário
- Lei n.º 124/2006 Coll. sobre segurança e proteção da saúde no trabalho e que altera e modifica determinados actos
- Lei nº 264/1999 Coll. sobre requisitos técnicos e verificação da conformidade
- Decreto do Ministério do Interior da República Eslovaca n.o 611/2006 Coll. sobre unidades de bombeiros
- Decreto do Ministério do Interior da República Eslovaca n.o 162/2006 Coll. sobre as características da tecnologia e do equipamento de combate a incêndios e sobre as condições especiais de funcionamento, garantindo a sua inspeção regular.
- Decreto do Ministério do Interior da República Eslovaca n.º 26/2002 Coll.
- Instrução do Presidente do Serviço de Bombeiros e Salvamento n.º 20/2007, sobre práticas tácticas e metodológicas na prestação de serviços de salvamento
- Instrução do Presidente do Serviço de Bombeiros e de Proteção Civil n.º 31/2005, relativa aos parâmetros técnicos e tácticos e ao equipamento técnico dos veículos do serviço de bombeiros e de proteção civil

Entre os regulamentos nacionais acima referidos, destaca-se o Decreto do Ministério do Interior da República Eslovaca n.º 26/2002 Coll. 26/2002 Coll. O Decreto do Ministério do Interior da República Eslovaca n.º 611/2006 Coll. sobre as unidades de bombeiros, que define os recursos do serviço de bombeiros e de salvamento e os requisitos para a sua utilização. O Decreto n.º 31/2005 do Presidente do Serviço de Incêndios e Salvamento sobre os parâmetros técnicos e tácticos e o equipamento técnico dos veículos do serviço de incêndios e salvamento é importante porque especifica o equipamento técnico. Atualmente, não existe legislação eslovaca (leis, portarias, directivas ou regulamentos) que trate dos requisitos do atual equipamento de salvamento.

CAPÍTULO 3 SISTEMA DE SEGURANÇA DO VEÍCULO

A segurança é uma das características mais importantes de um automóvel. A segurança da condução atingiu uma nova dimensão nos últimos séculos. Tornou-se um sistema cada vez mais complexo. Por vezes, é o último sítio onde se pode expirar. Há muitos tópicos que são discutidos entre o homem e a máquina, nomeadamente os testes de simulação de acidentes, a conceção do interior e da carroçaria do veículo, bem como a proteção dos ocupantes e dos peões, os cenários de prevenção de acidentes, a atenuação dos ferimentos, a legislação e as alterações tecnológicas.

Consoante o tipo de ameaça, existe uma classificação geral, que se divide nos seguintes sistemas:[7]

- sistema de segurança ativa;
- sistema de segurança passiva;
- Sistema de segurança automóvel;
- sistema de segurança ecológica.

3.1. SISTEMA DE SEGURANÇA ACTIVA

O termo *segurança ativa* pode ser utilizado de duas formas diferentes. Em primeiro lugar, refere-se a sistemas de segurança que ajudam a evitar acidentes, como uma boa direção e travões. Neste contexto, descreve as características que ajudam a reduzir o impacto de um acidente, como os cintos de segurança, os airbags e as estruturas robustas da carroçaria. Refere-se a sistemas de segurança que já estão activos antes de ocorrer um acidente. [8]Cada vez mais, o termo é também utilizado para sistemas que estão conscientes do estado do veículo, a fim de evitar um acidente ou minimizar as suas consequências.

Os sistemas de segurança ativa são sistemas que são activados em resposta a um problema de segurança ou a um acontecimento anormal. Estes sistemas podem ser activados por um operador humano, automaticamente por um sistema computorizado ou mesmo mecanicamente. Existem tantas definições de segurança ativa como fabricantes de automóveis. [9]Os elementos globais da segurança ativa que constituem o núcleo dos elementos primários são os seguintes

- ABS;
- ESP;
- Boa visibilidade a partir do lugar do condutor;
- Baixo nível de ruído no interior;
- Legibilidade dos instrumentos e símbolos de aviso;
- Ecrãs de informação;
- Pneus de alto desempenho;
- Ajuste inteligente da velocidade;

- Ajuda à travagem;
- DSR;
- Evitar colisões;

---

[7] MARCINEK, M. *Correlação dos parâmetros testados de cortadores hidráulicos nos pilares de automóveis de passageiros seleccionados no contexto de intervenções técnicas*, p. 167.

[8th] T HOMAS, C., PERRON, T., LE COZ, J.-Y., AGUADE, V., *What Happens on the Road before Fatal Car Crashes?,* 40 AAAM Conference, 7-9 de outubro de 1996, Vancouver.

[9] DAY, A. *Braking of Road Vehicles*, Butterworth-Heinemann, p. 488.

- Indicador.

Os sistemas de segurança podem ser classificados nas seguintes áreas, de acordo com o seu enfoque na segurança ativa do veículo:[10]

1. manuseamento seguro e ergonomia:

- Disposição dos comandos ao alcance do condutor (forma, efeito de superfície para evitar confusões);
- a afetação adequada dos elementos de exploração e de sinalização sem possibilidade de distrair o condutor;
- a força necessária para controlar os elementos (travão e direção);
- para proteger o veículo durante a condução (portas, capota, porta-bagagens);
- Eliminar a sinalização dos elementos.

2. Segurança de alívio de área:

- Estimulação do conforto psicológico (forma, cor e estética do mobiliário);
- Conforto e comodidade dos bancos (forma, regulação, suspensão, aquecimento);
- condições climáticas (ventilação, aquecimento, ar condicionado);
- o nível de ruído na cabina (qualidade dos motores insonorizados).

3. Competências de observação segura no terreno:

- Visibilidade ativa:
    - a qualidade da iluminação pública;
    - a vista do automóvel (dimensão das lentes e sua transparência, dimensão dos espelhos).
- Visibilidade passiva:
    - Iluminação do veículo;
    - Qualidade e número de elementos de sinalização de alarme;
    - Cor do automóvel.

4. O domínio da condução segura:

- a estabilidade aerodinâmica dos veículos;
- melhorar a qualidade e as características de condução dos veículos;

- motor suficientemente flexível e potente.

Os sistemas de segurança ativa devem ser capazes de evitar um acidente. Devem ser accionados quando o condutor necessita efetivamente de ajuda. Devem reforçar as reacções inadequadas e limitar as reacções inadequadas sem entrar em conflito com o comportamento natural do condutor. O Laboratório de Investigação de Acidentes, Biomecânica e Comportamento Humano (LAB) da PSA Peugeot Citroën - Renault efectuou testes de condução.[11]

---

[10] PERRON, T. *Experiências de segurança ativa com condutores comuns para a especificação de sistemas de segurança ativa.* Laboratório de Acidentologia, Biomecânica e Comportamento Humano - PSA Peugeot Citroën - RENAULT (LAB).

[11] RACV: Relatório de investigação "*Effectiveness of ABS and Vehicle Stability Control Systems*", 2004.

Nestas experiências, foi simulado e analisado o comportamento dos condutores em situações de emergência. A unidade representativa de cada experiência foi constituída por 100 condutores comuns. O primeiro estudo foi realizado num simulador, com um veículo oposto parado ou a circular lentamente numa colina, um veículo que entra na faixa de rodagem do condutor vindo de um parque de estacionamento ou um veículo que circula à frente do sujeito e trava bruscamente. O segundo estudo foi realizado numa pista de ensaio. Os participantes seguiram um veículo que rebocava um reboque e que, de repente, se desviou e travou bruscamente. As reacções dos condutores e a dinâmica do veículo, bem como as suas mãos, rostos e pés foram registados no local.

Os resultados mostram que:

- 50% dos condutores não activaram o ABS, o que mostra que os condutores não estão a carregar com força suficiente no pedal do travão;
- 85% dos condutores pisaram o pedal do travão com uma fase de planalto, o que significa que a desaceleração máxima é retardada;
- Um assistente de travagem de emergência poderia ter evitado até 30% dos acidentes;
- todos os condutores que tomem medidas evasivas devem soltar parcialmente o pedal do travão durante a manobra evasiva.

O ABS melhorou significativamente a segurança dos veículos desde a sua introdução. Ao impedir o bloqueio das rodas, permite que o condutor mantenha o controlo da direção em caso de travagem de emergência e pode também reduzir as distâncias de travagem em algumas superfícies escorregadias. É também geralmente aceite que os veículos com ABS são mais seguros do que os veículos sem ABS.[12]

No entanto, vários estudos apontam para o lado negativo da segurança do ABS. Herz (1998) encontrou diferenças significativas nos efeitos do equipamento ABS em diferentes condições. O ABS reduziu o risco de acidentes com peões em 30% em condições desfavoráveis (p. ex., molhadas, com gelo ou neve) e em apenas 10% em condições favoráveis (p. ex., secas e sem areia). Cerca de 42% das colisões frontais ocorreram com ABS em condições desfavoráveis e 18% em condições favoráveis. As condições não tiveram influência significativa na ocorrência de colisões laterais fatais. Em condições favoráveis, o risco de ABS foi aumentado em 61%, e em condições desfavoráveis foi de 69%. Os resultados mostraram que a presença de condições desfavoráveis tende a aumentar a magnitude da alteração na distribuição do impacto. No entanto, a direção da mudança, ou seja, se o ABS era uma vantagem ou não, era geralmente a mesma para ambas as condições.

[13]Numa panorâmica do programa de investigação sobre ABS da NHTSA, Garrot e Mazzae (1999) descrevem os resultados típicos dos estudos sobre ABS. O ABS está associado a:

1. uma redução estatisticamente significativa dos acidentes com vários veículos
2. uma redução estatisticamente significativa dos acidentes mortais com peões
3. um aumento estatisticamente significativo dos acidentes que envolvem a saída de um veículo da estrada

Hoje em dia, a eletrónica continuará a desempenhar um papel importante na prevenção e prevenção de acidentes no futuro. O sistema ESP mantém a estabilidade dos

[12] PERRON, T. *Experiências de segurança ativa com condutores comuns para a especificação de sistemas de segurança ativa.* Laboratório de Acidentologia, Biomecânica e Comportamento Humano - PSA Peugeot Citroën - RENAULT (LAB).

[13] Autoridade Nacional de Segurança Rodoviária

veículos durante manobras de condução críticas e corrige uma possível subviragem ou sobreviragem. Com a ajuda de sensores, determina a trajetória desejada pelo condutor e a trajetória real do veículo. Se estes se desviarem um do outro, o sistema actua sobre a gestão dos travões e do motor do veículo para corrigir a trajetória real e harmonizá-la com a trajetória desejada pelo condutor.[14]

Apesar das normas de segurança rigorosas, 2,9 milhões de pessoas ficaram feridas e 42 643 morreram em 6,3 milhões de acidentes de viação registados nos EUA em 2003. Há estudos que indicam que estes acidentes poderiam ter sido evitados se os veículos estivessem equipados com ESC. Em 2004, o Instituto Americano de Seguros para a Segurança Rodoviária concluiu que até 800 000 dos 2 milhões de acidentes de viação por ano poderiam ter sido evitados se todos os veículos que circulam nas estradas dos EUA estivessem equipados com ESC.[15]

3.2. SISTEMA DE SEGURANÇA PASSIVA

Os sistemas de segurança passiva ou sistemas de segurança secundária são todos os sistemas que reagem em situações de risco acrescido para o condutor, a fim de o ajudar a ultrapassar a situação. Estão activos durante um acidente. Os sistemas de segurança passiva incluem os sistemas de retenção dos ocupantes (cintos de segurança) e as almofadas insufláveis (airbags) que aumentam a superfície de contacto e reduzem o impacto. A estrutura da carroçaria e os para-choques devem ser concebidos e construídos de forma a que a célula central onde se encontram os ocupantes do veículo não sofra danos.

O sistema de segurança passiva inclui o seguinte:

- Cintos de segurança;
- Airbags;
- Célula de segurança para os passageiros;
- Zonas de deformação;
- Redes de limitação do espaço de carga;
- Vidro laminado de segurança;
- depósitos de combustível corretamente posicionados;
- Dispositivos de fecho das bombas de combustível.

Foram efectuados vários estudos sobre os limites da segurança secundária. Estes estudos demonstraram que cerca de metade dos ocupantes de veículos fatalmente feridos em acidentes de viação não poderiam ser salvos apenas pela segurança passiva, apesar das melhorias significativas na proteção dos ocupantes, tanto em termos de resistência ao choque como de sistemas de retenção.[16] Estima-se que, todos os anos, cerca de 1,2 milhões de pessoas morrem em acidentes rodoviários em todo o mundo e que mais de 50 milhões ficam feridas.

Mais de 95% destas mortes e lesões ocorrem em países de baixo e médio rendimento

---

[14] FENNEL, H. e DING, E. L., *A Model-Based Failsafe System for the Continental TEVES Electronic-Stability-Programme (ESP)*, SAE Technical Paper 2000-01-1635, 2000.

[15] BEYER, C., SCHRAMM, H. e WREDE, J., *Electronic Braking System EBS - Status and Advanced Functions*, SAE Technical Paper 982781, 1998.

[16] SHOENEBURG, R. e BREITLING, T., *Enhancement of Active and Passive Safety by future Pre-safe systems.* DaimlerChrysler AG e Mercedes Car Group (MCG), Alemanha, documento número 05-0080, 2010.

em África, na Ásia, na América Latina, nas Caraíbas e na Europa Oriental.[17]

Vários projectos trataram da investigação e da análise dos acidentes, tanto do ponto de vista estatístico como dos sistemas de segurança passiva. Existem vários projectos destinados a harmonizar os dados sobre acidentes e a criar uma verdadeira base de dados europeia, como o projeto Stairs, recentemente concluído, ou o projeto Pendant, com 14 parceiros em oito países.[18]

Embora o número de mortes na estrada tenha aumentado em todo o mundo nos últimos 20-30 anos, existem diferenças consideráveis entre as várias regiões do mundo. Nos países de elevado rendimento da América do Norte, da Europa Ocidental e do Japão, o número de mortes na estrada diminuiu cerca de 20% entre 1980 e 2000. Em contrapartida, o número de mortes na estrada nos países de rendimento baixo e médio aumentou 50 a 100 % durante o mesmo período. Os dados sugerem que estas tendências se manterão e que, até 2020, o número de mortes na estrada nos países de baixo e médio rendimento aumentará 83% e diminuirá 27% nos países de elevado rendimento. Estes números representam um aumento global projetado de 67% até 2020.[19]

Desde a década de 1960 que existem estudos que comprovam a eficácia dos cintos de segurança. Uma análise da investigação sobre a eficácia dos cintos de segurança revelou que a sua utilização reduz a probabilidade de morte em 40-50% para os condutores e passageiros dos bancos da frente e em cerca de 25% para os passageiros dos bancos de trás. O impacto nos ferimentos graves é quase idêntico, ao passo que o impacto nos ferimentos ligeiros é inferior, situando-se nos 20-30%. Análises mais pormenorizadas mostram que os cintos de segurança são mais eficazes nas colisões frontais e nos acidentes de saída da faixa de rodagem, em que a probabilidade de ser ejectado é elevada quando os cintos de segurança não são usados.[20]

Além disso, vários estudos puseram em causa a eficácia dos airbags. Os airbags são obrigatórios na maioria dos veículos desde 1991. Os regulamentos da NHTSA exigem airbags apenas para os passageiros da frente, mas também tem havido apelos à instalação de airbags avançados para proteger todos os passageiros. Os airbags avançados incluem airbags e airbags de cortina laterais dianteiros e traseiros, que proporcionam uma melhor proteção a todos os ocupantes do que os airbags normais em caso de acidente. Desde a introdução dos airbags até ao início de 2000, 152 mortes foram atribuídas ao acionamento dos airbags em acidentes de baixa gravidade, 58 das quais eram condutores.

3.3. SISTEMAS DE SEGURANÇA AUTOMÓVEL

A lista do termo abaixo pertence a alguns dos sistemas de segurança automóvel existentes e muito procurados atualmente em uso:

- *Os sistemas de alarme* são praticamente eficazes. O som tem um efeito rápido sobre

---

[17] PEDEN, M. et al. (eds.). *Relatório mundial sobre a prevenção de lesões causadas pelo tráfego rodoviário.* Genebra, Organização Mundial de Saúde, 2004.

[18] Fonte: <http://ec.europa.eu/transport/road safety/specialist/projects/sorted-by-domains/index en.htm> [em linha 02.05.2017]

[19] SHOENEBURG, R. e BREITLING, T., *Verbesserung der aktiven und passiven Sicherheit durch zukünftige Pre-safe Systeme. DaimlerChrysler AG e Mercedes Car Group (MCG).*

[20] EVANS, L., Effectiveness of seat belts: *The Influence of Crash Severity and Selective Recruitment* (Eficácia dos cintos de segurança: *a influência da gravidade do acidente e do recrutamento seletivo). Accident Analysis and Prevention*, pp. 423-433.

os ladrões. Também chama a atenção para a entrada ilegal num veículo. Por este motivo, existe uma vasta gama de sistemas de alarme com sensores de impacto, de movimento, de abertura de portas, etc. A maioria dos sistemas de alarme garante que o som do alarme é suficientemente alto para chamar a atenção. Atualmente, o roubo é um problema comum. Para resolver este problema, a maioria dos proprietários de automóveis começou a utilizar sistemas antirroubo. O sistema de segurança mais popular para automóveis é o sistema de alarme para automóveis, que tem muitas desvantagens. Estas são, nomeadamente, as seguintes

- o Distância,
- o falso alarme,
- o mesmo ruído para outros automóveis,
- o Não há 100% de fiabilidade,
- o Impossibilidade de ouvir em ambientes fechados.

- *Um sistema de entrada remota sem chave* refere-se a uma fechadura que utiliza um controlo remoto eletrónico como chave que é activada por um dispositivo portátil ou automaticamente quando se aproxima. É um sistema que tranca e destranca veículos à distância e controla o acesso sem utilizar uma chave mecânica convencional. Originalmente, o termo "sistema de entrada sem chave" referia-se a uma fechadura que era controlada por um teclado montado na porta do condutor ou perto dela e que exigia a introdução de um código numérico pré-definido (ou auto-programado) para obter acesso. Os mecanismos modernos utilizam transmissões de impulsos encriptados, que garantem um nível de segurança mais elevado. Um sistema de entrada remota sem chave pode incluir um sistema de entrada remota sem chave (RKE), que destranca as portas, e um sistema de ignição remota sem chave (RKI), que liga o motor. Isto é conseguido através do envio de impulsos com uma frequência específica. O sistema é amplamente utilizado em automóveis e desempenha as funções de uma chave de automóvel normal sem contacto físico. Se estiver a poucos metros do carro, pode trancar ou destrancar as portas e executar outras funções premindo um botão no controlo remoto.[21]
- *As fechaduras do volante* são um sistema muito eficaz para os ladrões não profissionais. Isto é conseguido porque o volante está montado de forma permanente, tornando o roubo praticamente impossível.
- *Um imobilizador* é um tipo especial de fusível que corta o combustível ou a ignição para impedir que o carro seja posto a trabalhar. No entanto, um ladrão pode arrombar um carro, mas roubá-lo torna-se praticamente impossível desde que o imobilizador esteja escondido do ladrão. Enquanto o imobilizador não for desativado pelo ladrão, continuamos a ter o nosso automóvel.
- *O número de identificação do veículo* (VIN) está gravado em muitas partes de um automóvel. Este facto tem como principal objetivo a segurança, para evitar que os automóveis sejam roubados com a intenção de vender as suas peças. Isto significa que, mesmo que um veículo seja roubado, pode ser facilmente identificado pelo NIV em várias partes importantes do veículo. O VIN está normalmente localizado no painel de instrumentos, onde pode ser visto através do para-brisas do veículo. Uma forma de os ladrões de automóveis disfarçarem a identidade de um veículo é cobrir o

[21th] B REITLING, T., BREUER, J. e PETERSEN, U. *Enhancing Traffic Safety by Active Safety Innovations*, 30 SAE Convergence, 18-20 de outubro de 2004, EUA.

VIN para o esconder de olhares indiscretos.

- *O sistema de fecho centralizado é* o sistema de segurança mais importante. A ideia é simples. Faz com que trancar ou destrancar a porta do condutor seja uma ação semelhante à de trancar ou destrancar as outras portas do veículo.
- A segurança dos veículos tornou-se uma questão importante nas últimas décadas. Um sistema de segurança eficiente para veículos a motor utiliza um sistema integrado no *Sistema de Posicionamento Global* (GPS) e no *Sistema Global de Comunicações Móveis* (GSM). O sistema de localização de veículos por GPS fornece ao proprietário informações sobre a localização do veículo. Assim que se sabe que o carro foi roubado, o proprietário pode dizer às autoridades onde está o carro e estas podem verificá-lo imediatamente. O sistema GPS apenas localiza a posição atual do veículo e recebe informações de localização dos satélites. Existem dois tipos de localização: uma é a localização online e a outra é a localização offline. Por outro lado, é instalado um sistema GSM no veículo para enviar informações ao proprietário do veículo. Este tipo de sistema de segurança é um sistema de segurança avançado. Quando o carro vibra, o sistema gera um sinal de alarme e envia imediatamente um SMS para o telemóvel do proprietário do veículo. O utilizador pode monitorizar, proteger e controlar o seu automóvel em qualquer altura e em qualquer lugar.[22]
- Um *sistema de reconhecimento automático do condutor* (ADR) estabelece uma ligação entre o seu veículo e um cartão. Quando o cartão se encontra no exterior do veículo, o sistema ADR é ativado e alerta imediatamente o centro se o veículo for deslocado. Trata-se de um sistema de segurança muito dispendioso para os proprietários de automóveis que vivem na Europa.

Os sistemas de segurança modernos são muitas vezes mais do que apenas um sistema de assistência abrangente. O sensor de pressão pode responder a pequenos incidentes com um alarme sonoro em vez do som do sistema de sirene. Qualquer pessoa que se encoste ao seu carro na estrada será recebida com um aviso suave em vez de um alarme preocupante.

3.4. SISTEMA DE SEGURANÇA ECOLÓGICA

Prevê-se que o número total de automóveis em circulação triplique até 2050. A condução ecológica é uma forma de conduzir que tem por objetivo poupar energia, reduzir a poluição atmosférica e sonora, reduzir as emissões de dióxido de carbono e contribuir para a luta contra o aquecimento global. O consumo de energia e as emissões de um veículo dependem de vários factores físicos relacionados com o tráfego rodoviário e as condições do veículo, como a dimensão e a eficiência do motor, as condições da estrada, a carga do veículo e muitos outros. Para além destes factores físicos, o estilo de condução também tem uma grande influência no consumo de energia nas mesmas condições físicas.

A legislação da UE, na Diretiva 2012/36/UE que altera a Diretiva 2006/126/CE relativa à carta de condução, prevê, no ponto 8.4.1, que a condução segura e energeticamente eficiente seja uma parte obrigatória dos exames de carta de condução desde 2014. Esta medida trará benefícios em termos de custos para os operadores de veículos. Reduz também as emissões de gases com efeito de estufa e aumenta a segurança rodoviária. Uma condução energeticamente eficiente pode poupar até 20% de combustível e de gases com efeito de

[22] FACH, M. *Métodos de avaliação da eficácia dos sistemas de segurança ativa em relação à análise de acidentes no mundo real.* 54 p.

estufa. Com um consumo de 7 litros de gasolina por 100 km, isto resulta numa poupança de cerca de 1,40 litros de gasolina. O consumo de combustível é inferior a 2 euros e o consumo de CO_2 é de 4,0 kg. Numa distância de 1.000 km, é possível poupar até 20 euros e 40 kg de CO_2.

O termo "eco-condução" é um conceito mais amplo do que o de condução energeticamente eficiente. A condução ecológica começa com a consideração da mobilidade, o tipo de transporte, a escolha do veículo, os princípios de condução e estacionamento eficientes do ponto de vista energético, a utilização do ar condicionado e termina com a lavagem ecológica do automóvel, enquanto a reciclagem ecológica do automóvel em fim de vida é regulada pela legislação nacional dos Estados-Membros da UE.[23]

O estilo de condução tem uma influência significativa no consumo de combustível. É muito importante antecipar a situação de condução e reagir corretamente e em tempo útil. Recomenda-se que se conduza suavemente com o fluxo do tráfego, sem travagens e acelerações excessivas. Devemos conduzir como se os travões estivessem danificados. Qualquer travagem implica uma carga adicional para o motor durante a aceleração subsequente. É preferível utilizar o motor como travão. A utilização uniforme do pedal do acelerador, da direção, da caixa de velocidades e dos travões também reduz a fricção dos pneus. O pedal do acelerador deve ser libertado rapidamente quando se vê um sinal vermelho ou um sinal de paragem, ou quando se conduz numa descida. Se o pedal do acelerador for libertado a alta velocidade, o fornecimento de combustível ao motor é automaticamente cortado. O veículo é abrandado pela força de travagem do motor. Neste modo, não é consumido combustível e as pastilhas dos travões são poupadas. A condução com bom tempo é mais económica do que com chuva ou neve. Água, neve ou lama na estrada podem aumentar drasticamente a resistência ao rolamento, o que leva a um maior consumo de combustível. Se possível, espere pelo limpa-neves no inverno. Conduzir a uma velocidade constante dentro de um fluxo de tráfego (na mesma direção) é mais eficiente do que conduzir à mesma velocidade numa zona isolada. A razão para isto é que há menos resistência do ar quando se viaja atrás de um veículo. No entanto, devemos certificar-nos de que mantemos uma distância segura que tenha em conta a velocidade atual e outras circunstâncias na estrada.[24]

[23] Guia CEPTA EcoDriving EN 140115

[24] A fonte: <http://europa.eu.mt/comm/transport/road/roadsafety/rsap index>[online 02/05/2017]

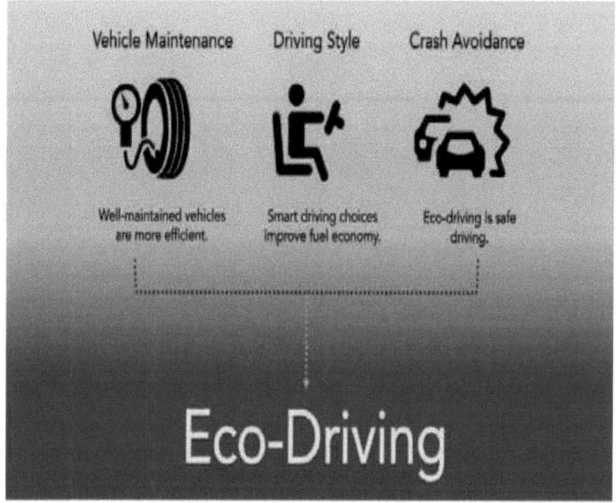

Figura 4 Conselhos para uma condução ecológica.

Fonte: Fonte própria

3.5. QUADRO DO VEÍCULO

A maior parte dos veículos envolvidos numa colisão permanecem intactos, mas são deformados pelas forças físicas que indicam o acidente. É importante conhecer o "know-how" das peças individuais do veículo antes de começarmos a atuar.

Existem três tipos de armação:

- quadro convencional;
- quadro integrado;
- quadro semi-integral.

3.5.1. ESTRUTURA CONVENCIONAL

É constituída por duas vigas longitudinais e 5 a 6 vigas transversais, que são ligadas entre si por meio de rebites e parafusos. Os perfis de armação são utilizados habitualmente:

- Perfil do canal - Boa resistência à flexão;
- Secção transversal tabular - Boa resistência à torção;
- Perfil em caixa - Boa resistência à flexão e à torção.

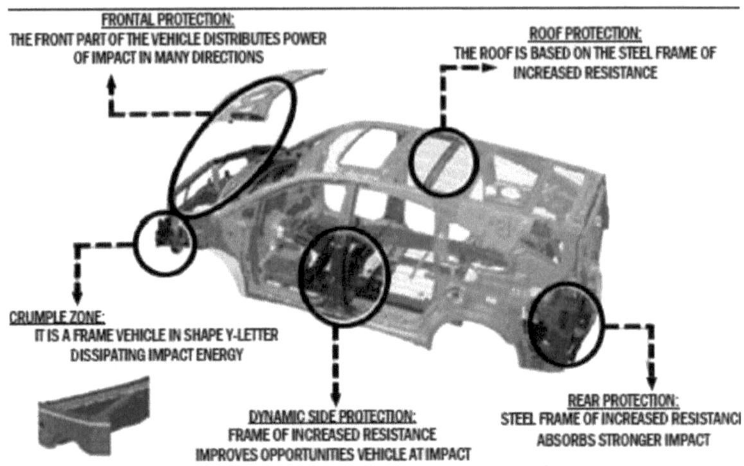

Figura 5: Evolução da segurança na indústria automóvel.

Fonte: Elaboração própria

3.5.2. QUADRO INTEGRAL

Este quadro é utilizado na maioria dos automóveis actuais. Não existe quadro e todos os conjuntos estão ligados à carroçaria. Todas as funções do quadro são executadas pela própria carroçaria. Ao eliminar o quadro longo, é mais barato e também o mais económico devido ao seu peso mais baixo. A única desvantagem é o facto de ser difícil de reparar.

3.5.3. QUADRO SEMI-INTEGRAL

Alguns veículos têm um meio quadro fixado à frente, no qual estão montadas a caixa de velocidades e a suspensão dianteira. Isto tem a vantagem de, em caso de acidente, o quadro dianteiro poder ser facilmente removido para substituir o quadro do chassis danificado. Este tipo de quadro é utilizado em alguns veículos europeus e americanos.

3.6. CONSTRUÇÃO DE CARROÇARIAS

A carroçaria é a última linha de defesa dos ocupantes se o automóvel embater em algo. Com base nos estudos efectuados neste domínio, assiste-se a uma rápida evolução em vários aspectos. Numa colisão com um automóvel, é a inércia que atira as pessoas para a frente, causando a morte ou ferimentos. As colisões são todas diferentes e há muitos factores diferentes que podem afetar a gravidade dos ferimentos. A extensão das lesões pode ser reduzida através da inserção dos elementos frágeis que se deformam rapidamente no interior da carroçaria. Por outro lado, o espaço para os passageiros deve ser concebido de forma a ser o mais resistente possível para evitar que qualquer coisa entre no automóvel em caso de colisão, ou peças pesadas como um motor ou uma transmissão.

3.6.1. PORTAS

As portas são concebidas para entrar e sair do veículo. São uma das partes mais problemáticas nos acidentes rodoviários. Para além desta função primária de acesso, as portas são também responsáveis pela proteção do condutor e dos outros passageiros na estrada. Para garantir uma proteção adequada da porta, esta deve ser equipada com um painel de porta fiável. Geralmente, os painéis das portas são colocados no interior da porta do veículo e são frequentemente revestidos com vinil ou couro. Alguns veículos já possuem painéis de porta em tecido ou noutro material. A escolha do material de estofo depende do estilo de outras partes do interior do veículo, como o painel de instrumentos, a alcatifa e os bancos, uma vez que o revestimento da porta deve frequentemente corresponder ao estilo do interior.

3.6.2. PILARES

Os pilares são os suportes verticais ou quase verticais da zona das janelas ou da estufa de um automóvel, designados por pilares A, B, C ou D quando vistos de perfil da frente para trás.

Por exemplo, as equipas de salvamento utilizam a nomenclatura dos pilares para facilitar a comunicação quando procedem ao corte de veículos em fim de vida, por exemplo, quando utilizam o dispositivo de corte. O pilar B (ou pilar central) das berlinas de quatro portas é geralmente uma estrutura de aço fechada que é soldada à soleira e ao painel do piso do veículo na parte inferior e às barras de tejadilho ou ao painel do tejadilho na parte superior. Este pilar fornece um suporte estrutural para o tejadilho do veículo e destina-se a trancar a porta da frente e a fixar as dobradiças das portas traseiras.

Os desenvolvimentos mostram a utilização de mais camadas e/ou camadas mais espessas de aço para reforçar as estruturas dos veículos. Em alternativa, são utilizados para este fim os chamados aços de ultra-alta resistência, como o boro, que podem ser encontrados nos pilares, por exemplo.

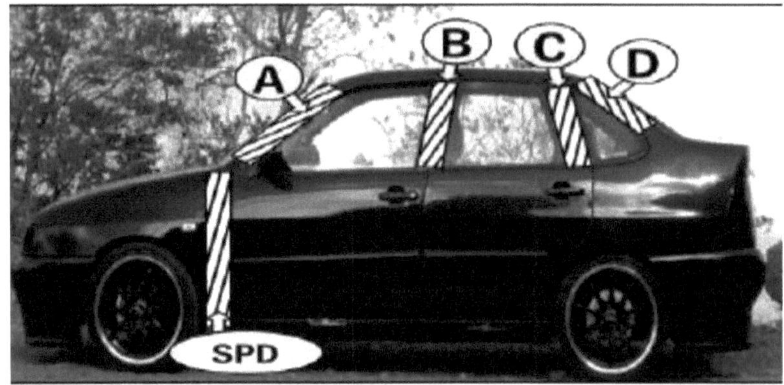

Figura 6 Pilares da carroçaria.

Fonte: Elaboração própria

3.7. PROGRAMA EUROPEU DE AVALIAÇÃO DE AUTOMÓVEIS NOVOS

O Programa Europeu de Avaliação de Novos Veículos (Euro NCAP) é o expoente máximo dos testes de segurança automóvel. As classificações do NCAP são extremamente influentes no que respeita ao sucesso ou insucesso comercial dos automóveis. Depois de o automóvel ter sido nomeado para o teste, o Euro NCAP pede ao fabricante informações sobre a variante mais vendida e as características de segurança na Europa. A variante de teste é derivada desta informação. São vários os testes que os automóveis têm de cumprir para serem classificados.[25] Testes de impacto frontal, em que o veículo embate contra uma barreira deformável deslocada a 40 km/h, e as medições são efectuadas em manequins com sensores em todas as principais zonas do corpo, incluindo a parte superior e inferior dos braços, o abdómen, o peito, o pescoço, as mãos, os pés, as coxas, as canelas e a cabeça. *Ensaios de impacto lateral* em que uma barreira deformável é empurrada contra o lado do veículo a 50 km/h. São utilizados os mesmos manequins equipados com sensores que no

[25] MARCINEK. M.: *Simulação de situações de crise de gestão de crises nacionais e internacionais como apoio à formação de gestores de crises*. In: Nehody s hromadnym postihnutim osob, 2011 Zilina, Congresso Internacional, ISBN 978-80-969219-8-0

ensaio de impacto frontal. Uma das invenções que resultou deste teste é o airbag lateral, que é agora equipamento de série na maioria dos veículos testados pelo NCAP.*Impacto lateral de poste* modela a colisão de um veículo com um objeto rígido estreito. Um poste de 25,4 cm de largura é empurrado através da porta do condutor do veículo.Proteção das crianças - este teste reflecte as três abordagens anteriores, mas envolve a imobilização de um boneco de criança com peso, da forma sugerida pelo fabricante do veículo.*Proteção dos peões* - refere-se aos peões envolvidos em colisões directas com o veículo. Um manequim é dividido em várias secções. A proteção dos peões continua a ter a pontuação média mais baixa na avaliação global dos ensaios. Nos três primeiros testes, é dada especial atenção aos sensores nas zonas das costas, do pescoço e da cabeça dos manequins e nas suas articulações. As medições destes sensores hipersensíveis resultam numa avaliação global do traumatismo por efeito de chicote.modelos de *controlo eletrónico da estabilidade* mudanças súbitas de faixa de rodagem dos veículos. Os ensaios do ESP serão obrigatórios para os fabricantes de veículos rodoviários vendidos na UE a partir de 2012. Os testes são efectuados a velocidades elevadas, até 80 km/h, e com grandes flutuações na posição do volante (até 270 graus ou uma volta de três quartos). A segurança deve ser a principal prioridade quando se procura um veículo novo. O Euro NCAP não pode testar todos os automóveis novos que chegam ao mercado, nem pode testar todas as variantes de todos os veículos oferecidos pelos fabricantes. A fim de fornecer uma gama tão vasta quanto possível de informações ao consumidor, todos os anos é feita uma seleção dos modelos mais populares e interessantes. Na maioria dos casos, trata-se de automóveis novos que acabam de chegar ao mercado. No entanto, o Euro NCAP também pode testar veículos que já se encontram no mercado.

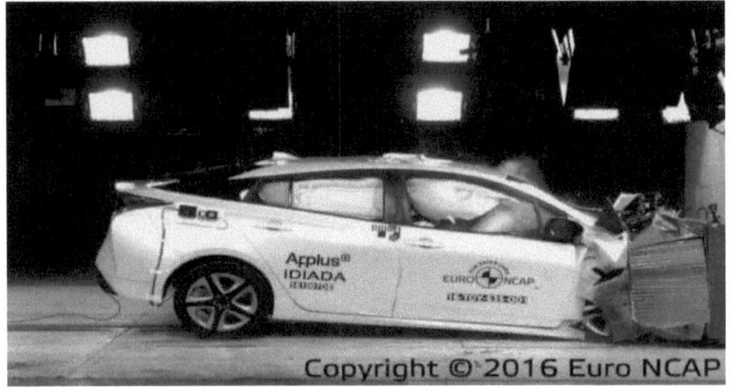

Figura 7 Melhor automóvel familiar grande 2016 Toyota Prius.

Fonte: Sítio Web do Euro NCAP

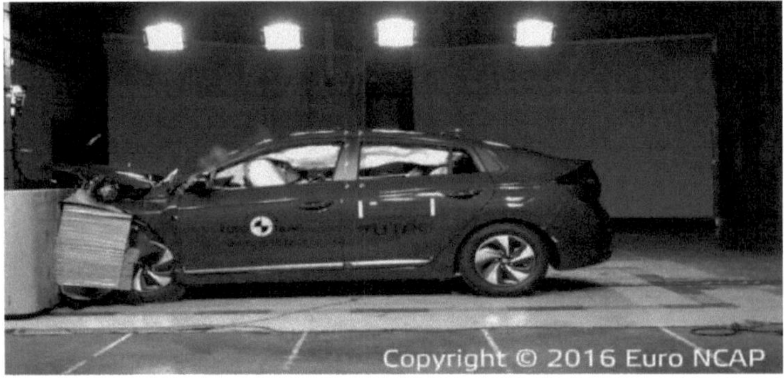

Figura 8 Automóveis pequenos para famílias 2016.

Fonte: Sítio Web do Euro NCAP

CAPÍTULO 4 CIBERSEGURANÇA AUTOMÓVEL

Há novas ameaças para a indústria automóvel. A pirataria informática automóvel tornou-se um problema grave. Cada vez mais automóveis correm o risco de ser alvo de pirataria informática devido aos seus sistemas avançados de Internet. Podemos assumir que o problema pode ser fatal.

O número de unidades centrais electrónicas nos automóveis modernos situa-se entre 20 e 100, o que significa 100 pontos de acesso diferentes para potenciais hackers de automóveis. As unidades controlam não só os serviços, mas também o funcionamento do motor, a transmissão e as funções de segurança, como o controlo de estabilidade e os travões anti-bloqueio. Se alguém piratear este sistema, tem acesso a toda a unidade central do automóvel. As empresas também estão atualmente a trabalhar no desenvolvimento de uma barreira de software que não impedirá os piratas informáticos de aceder às funções de conetividade do automóvel, mas que os impedirá de atacar as unidades centrais electrónicas importantes. Podemos perder o sistema de navegação ou de áudio, mas não os sistemas de funcionamento e de segurança do veículo.

Desde 1995, os regulamentos da UE estipulam que todos os automóveis novos devem ser equipados de série com um imobilizador eletrónico. Com este dispositivo, o veículo só pode ser posto em marcha se lhe forem fornecidos os dados de acesso correctos. No entanto, os ladrões podem roubar todas as informações de uma chave de carro sem fios numa questão de segundos. Podem então enganar o automóvel, fazendo-o crer que a chave está presente, e arrancar como se tivessem a chave.

Um novo estudo sobre pirataria automóvel realizado por Roel Verdult, Flavio Garcia e Baris Ege demonstrou que os ladrões podem desativar os imobilizadores e conduzir sem chaves em modelos da Volvo, VW, Audi e Fiat. O estudo revelou que os imobilizadores electrónicos utilizados por 26 fabricantes de automóveis são vulneráveis à pirataria informática, deixando muitos condutores em risco. Atualmente, quatro em cada 10 roubos de automóveis em grandes cidades como Londres foram objeto de alguma forma de pirataria informática.[26]

Os sistemas de segurança automóvel inteligentes (sistemas eSafety) são novos sistemas automóveis que combinam tecnologias mecânicas, microeléctricas, de comunicação e de informação. Estes sistemas criam uma segurança superior através da tecnologia ativa e contribuem para a segurança rodoviária ao evitarem colisões de veículos, ajudando assim a reduzir os ferimentos e as mortes na estrada. No entanto, no que diz respeito aos sistemas informáticos com que os automóveis estão equipados, a noção de cibercrime toca significativamente o tema da inovação automóvel e das ameaças iminentes.

4.1. DEFINIÇÃO DE CIBERCRIME

A definição dos termos "cibercrime" e *"criminalidade informática" apresenta* dificuldades consideráveis. O termo "cibercrime" abrange uma série de infracções, incluindo a criminalidade informática tradicional e a criminalidade em rede. Estas infracções diferem em muitos aspectos e não existe um critério único que possa englobar todos os actos referidos nas várias abordagens jurídicas. Em suma, a cibercriminalidade é um termo mais restrito do que a criminalidade informática, uma vez que a criminalidade informática implica uma rede de computadores. Além disso, inclui não só as infracções relacionadas com uma

[26] BAUMANN, K.-H., JUSTEN, R. e SHOENEBURG, R. *The Next Step in the Enhancement of Vehicle Safety*, documento n.º 410, Conferência ESV, 2003 Japão.

rede, mas também com sistemas informáticos individuais.[27]

Uma definição comum descreve a cibercriminalidade como qualquer atividade em que os computadores ou as redes são um instrumento, um alvo ou um local de atividade criminosa. Existem várias dificuldades de definição quando se discute o conceito mais amplo de cibercrime. Incluiria crimes tradicionais como o homicídio, em que um teclado foi utilizado para atingir e matar a vítima.[28] No entanto, há descrições que excluem a utilização de hardware físico, mas há por vezes o risco de excluir crimes que são considerados cibercrime em acordos internacionais, como a Convenção do Conselho da Europa sobre o Cibercrime.

Um bom exemplo é uma pessoa que fabrica dispositivos como os dispositivos USB que contêm software malicioso que destrói dados em computadores quando o dispositivo é ligado. De acordo com a Convenção sobre o Cibercrime, podemos dizer que essa pessoa cometeu um crime na aceção do artigo 4. No entanto, uma vez que a eliminação de dados através de um dispositivo físico para copiar código malicioso não é feita através de redes electrónicas globais, não seria classificada como cibercrime ao abrigo da definição restrita acima referida. Tais actos só seriam classificados como cibercrime se a definição se baseasse numa descrição mais ampla que incluísse actos como a manipulação ilegal de dados.

Como podemos ver, a cibercriminalidade e a cibersegurança são temas que dificilmente podem ser separados num ambiente em rede. O facto de a resolução da Assembleia Geral das Nações Unidas sobre a cibersegurança, de 2010, abordar a cibercriminalidade como um dos maiores desafios sublinha este facto.

A cibersegurança desempenha um papel importante no desenvolvimento contínuo das tecnologias da informação. Melhorar a cibersegurança e proteger as infra-estruturas críticas de informação é essencial para qualquer segurança nacional. Torna a Internet mais segura e protege os utilizadores. Tornou-se fundamental para o desenvolvimento de novos serviços na política governamental. A dissuasão da cibercriminalidade é parte integrante de uma estratégia nacional para proteger a cibersegurança e as infra-estruturas críticas da informação.

Tal inclui, nomeadamente, a adoção de legislação adequada contra a utilização abusiva dos STI para fins criminosos ou outros e contra actividades destinadas a comprometer a integridade das infra-estruturas críticas nacionais. A nível nacional, esta responsabilidade exige medidas coordenadas de prevenção, preparação, resposta e gestão de incidentes por parte das autoridades públicas, do sector privado e dos cidadãos. A nível internacional, exige a cooperação e a coordenação com os parceiros relevantes. O desenvolvimento e a implementação de um quadro e de uma estratégia nacionais de cibersegurança exigem, por conseguinte, uma abordagem abrangente.

As estratégias de cibersegurança ajudam a reduzir o risco de cibercriminalidade. O desenvolvimento e o apoio de estratégias de cibersegurança são um elemento essencial na luta contra a cibercriminalidade. Os desafios jurídicos, técnicos e institucionais colocados pela

---

[27] No 10º Congresso das Nações Unidas sobre a Prevenção do Crime e o Tratamento dos Delinquentes, foram desenvolvidas duas definições durante um workshop: *A cibercriminalidade em sentido restrito (criminalidade informática) inclui qualquer comportamento ilícito cometido através de processos electrónicos e que vise a segurança dos sistemas informáticos e dos dados que estes processam. A cibercriminalidade em sentido lato (criminalidade informática) inclui qualquer comportamento ilícito cometido através ou em ligação com um sistema ou rede informática, incluindo infracções como a posse ilegal e a oferta ou divulgação de informações através de um sistema ou rede informática.*

[28] Uma outra definição, mais ampla, pode ser encontrada no n.º 1 do artigo 1.º do Projeto de Convenção Internacional de Stanford sobre o Reforço da Proteção contra a Cibercriminalidade e o Ciberterrorismo ("Projeto de Stanford"), que estabelece que a cibercriminalidade se refere a actos relacionados com os sistemas informáticos.

cibersegurança são globais e de grande alcance e só podem ser enfrentados através de uma estratégia coerente que tenha em conta o papel das diferentes partes interessadas e as iniciativas existentes no contexto da cooperação internacional. A Cimeira Mundial sobre a Sociedade da Informação reconheceu os riscos reais e significativos colocados por uma cibersegurança inadequada e pela propagação da cibercriminalidade.

A Agenda Global para a Cibersegurança inclui sete grandes objectivos estratégicos baseados em cinco áreas de trabalho:

1. *Medidas jurídicas* - centra-se na forma de enfrentar os desafios jurídicos relacionados com as actividades criminosas cometidas através de redes TIC de uma forma compatível a nível internacional.
2. *Medidas técnicas e processuais* - incide em medidas fundamentais para promover a adoção de abordagens reforçadas para melhorar a segurança e a gestão dos riscos no ciberespaço, incluindo regimes de acreditação, protocolos e normas.
3. *Estruturas organizacionais* - incide na prevenção, deteção, resposta e gestão de crises de ciberataques, incluindo a proteção de sistemas de infra-estruturas críticas de informação.
4. *Reforço de capacidades* - centra-se no desenvolvimento de estratégias para mecanismos de reforço de capacidades destinados a aumentar a sensibilização, transferir conhecimentos e promover a cibersegurança na agenda política nacional.
5. *Cooperação internacional* - centra-se na cooperação, no diálogo e na coordenação internacionais para fazer face às ciberameaças.[29]

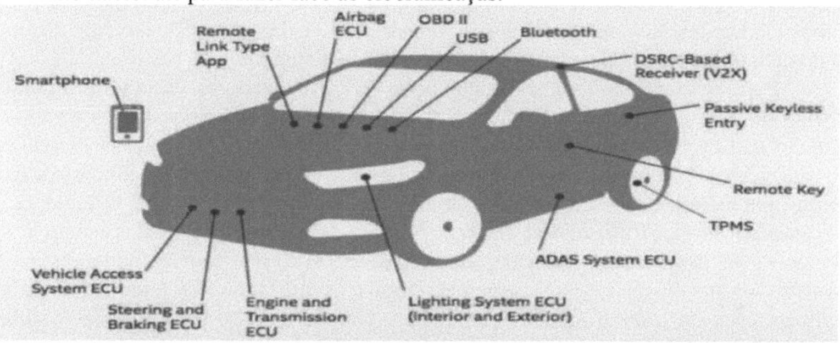

Figura 9: As partes mais frequentemente pirateáveis de um veículo da próxima geração. Fonte: Fonte própria

Em suma, a luta contra a cibercriminalidade exige uma abordagem global. As medidas técnicas, por si só, não impedirão as infracções penais. A cooperação internacional neste domínio é também crucial. Esta cooperação centra-se no diálogo, na cooperação e na coordenação internacionais para fazer face a eventuais ameaças cibernéticas futuras. Uma legislação adequada e um quadro jurídico suficiente são uma parte essencial de qualquer estratégia de cibersegurança. Em primeiro lugar, são necessárias disposições jurídicas substantivas para criminalizar as actividades relacionadas com a fraude informática, o acesso ilegal ou a manipulação de dados. O facto de existirem disposições no Código Penal que se aplicam a infracções semelhantes cometidas fora da rede não significa que possam também ser aplicadas a infracções cometidas através da Internet. Para além das disposições de direito

---

[29] Fonte: <www.itu.int/osg/csd/cybersecurity/gca/pillars-goals/index.html> [em linha 02 de maio de 2017]

penal, são também necessários instrumentos de investigação da cibercriminalidade. Este facto coloca uma série de desafios aos investigadores. Além disso, os autores dos crimes podem atuar a partir de diferentes partes do mundo e até ocultar a sua verdadeira identidade. Os instrumentos e ferramentas necessários para a investigação da cibercriminalidade podem diferir significativamente dos utilizados para investigar infracções penais comuns.[30]

4.2. DIMENSÕES DA CIBERCRIMINALIDADE

A cibercriminalidade tem frequentemente uma dimensão internacional. As mensagens de correio eletrónico com conteúdo ilegal atravessam frequentemente vários países durante a transmissão do remetente para o destinatário, ou o conteúdo ilegal é armazenado no estrangeiro. A cooperação estreita entre os países envolvidos é muito importante na investigação da cibercriminalidade. Os actuais acordos de auxílio judiciário mútuo baseiam-se em procedimentos formais, complexos e muitas vezes morosos. O estabelecimento de procedimentos para uma resposta rápida a incidentes e pedidos de cooperação internacional é crucial.

As diferenças regionais desempenham um papel importante neste domínio. Alguns países baseiam o seu sistema de auxílio judiciário mútuo no princípio da dupla incriminação.[31] As investigações a nível mundial são geralmente limitadas a infracções que são puníveis em todos os países envolvidos. Um exemplo disto é o discurso de ódio. A criminalização de conteúdos ilegais é regulada de forma diferente em cada país. O material que pode ser distribuído legalmente num país pode facilmente ser ilegal noutro. A tecnologia informática atualmente utilizada é basicamente a mesma em todo o mundo.

Para além dos problemas linguísticos e dos adaptadores de corrente, quase não existem diferenças entre os sistemas informáticos e os telemóveis vendidos na Ásia e os vendidos na Europa. No que respeita à Internet, a situação é análoga. Graças à normalização, são utilizados os mesmos protocolos de rede nos países do continente africano e nos Estados Unidos, por exemplo. A normalização permite que os utilizadores de todo o mundo acedam aos mesmos serviços através da Internet. Coloca-se a questão de saber como é que a harmonização das normas técnicas mundiais afecta o desenvolvimento do direito penal nacional. No que diz respeito aos conteúdos ilegais, os utilizadores da Internet podem aceder a informações de todo o mundo, o que lhes permite aceder a informações legalmente disponíveis no estrangeiro que podem ser ilegais no seu próprio país. Teoricamente, os desenvolvimentos resultantes da normalização técnica vão muito para além da globalização da tecnologia e dos serviços e podem conduzir à harmonização das legislações nacionais.

Embora a Internet não tenha controlos fronteiriços, existem formas de restringir o acesso a determinadas informações. O fornecedor de acesso pode normalmente bloquear determinados sítios Web e o fornecedor de serviços que aloja um sítio Web pode impedir o acesso à informação para esses utilizadores com base em endereços IP associados a um

---

[30] Os perfis dos países no sítio Web do Conselho da Europa apresentam uma panorâmica da legislação em matéria de cibercrime e da sua conformidade com as melhores práticas definidas na Convenção sobre o Cibercrime.

[31] A dupla incriminação existe quando a infração constitui uma infração penal nos termos da legislação tanto da Parte requerida como da Parte requerente. As dificuldades que o princípio da dupla incriminação pode causar nas investigações internacionais são um tema atual em várias convenções e tratados internacionais. A título de exemplo, pode citar-se o artigo 2º da Decisão-quadro da UE, de 13 de junho de 2002, relativa ao mandado de detenção europeu e aos processos de entrega entre os Estados-Membros (2002/584/JAI).

determinado país.

4.3. SISTEMA eCALL

O sistema eCall é um dos outros STI no transporte rodoviário e consiste em tecnologias da informação e das comunicações, instaladas num veículo ou na infraestrutura de transportes, concebidas para otimizar e gerir o tráfego rodoviário, aumentar a segurança e a continuidade da circulação rodoviária, melhorar a gestão e a manutenção das estradas, melhorar os serviços de transportes públicos e reduzir o impacto negativo no ambiente. O sistema de transporte inteligente permite a transmissão, a recolha, o tratamento e o intercâmbio de informações entre os prestadores de serviços, os fornecedores de informações de tráfego e os utilizadores da infraestrutura de transporte.

De acordo com a Comissão Europeia, o sistema reduzirá em 50% o tempo de reação dos serviços de emergência. Isto significa que este tempo de reação mais rápido reduzirá a gravidade dos ferimentos e salvará vidas. Em caso de acidente rodoviário grave, o sistema contactará automaticamente os serviços de emergência, transmitirá as coordenadas GPS aos serviços de emergência locais e enviará, sem fios, informações sobre a ativação dos airbags e dos sensores de impacto.

O sistema eCall é uma iniciativa europeia destinada a prestar assistência rápida aos condutores envolvidos num acidente em qualquer ponto da União Europeia. O sistema eCall será obrigatório em todos os automóveis novos vendidos na UE a partir de abril de 2018.

O conceito eCall foi apresentado em 1999 pelo funcionário europeu Luc Tytgat, por ocasião do lançamento do projeto Galileu pela Comissão Europeia. No ano anterior, 170 peritos reuniram-se em Bruxelas, a convite da Comissão, para analisar a dependência da Europa em relação ao sistema americano GPS, mas também para recolher propostas de aplicações civis.

Em 2001, o projeto foi apresentado pela primeira vez como um sistema de convite europeu no âmbito do concurso alemão Jugend forscht.[32] O projeto foi adiado em 2007. Em 2011, o projeto foi retomado pela Comissão Europeia. No entanto, o desenvolvimento do eCall ainda está a dar os primeiros passos em comparação com países onde conceitos semelhantes já existem há anos.[33] No entanto, o primeiro país europeu a monitorizar e controlar o seu tráfego foi a Alemanha. Com o projeto Autofahrer Leit- und Informationssystem (ALI), lançado na década de 1970. Este sistema permitiu às autoridades obter dados sobre os veículos que circulam nas estradas e até comunicar com eles. Atualmente, existem vários STI nacionais na Europa.

A União Europeia considera que estes sistemas são *"...fragmentados e descoordenados. Não são capazes de assegurar uma continuidade geográfica adequada em toda a União nas suas fronteiras externas".* [34]

A UE pretende, por conseguinte, acelerar a introdução de tecnologias de transporte inovadoras e coordenar a sua aplicação nos Estados-Membros da UE. Os Estados-Membros tiveram a liberdade de escolher os sistemas em que pretendiam investir. Antes da diretiva, a

---

[32] Jugend forscht é um concurso científico alemão destinado aos jovens. Foi iniciado em 1965 por Henri Nannen, na altura chefe de redação da revista Stern.
Fonte: <https://en.wikipedia.org/wiki/Jugend_forscht> [em linha a 02 de maio de 2017]

[33] O primeiro país a introduzir um sistema do tipo eCall foi o Japão. O seu sistema global de controlo do tráfego automóvel (CACS) foi introduzido por volta de 1970. Destinava-se ao controlo do tráfego em Tóquio.

[34] A Diretiva 2010/40/UE foi adoptada pelos organismos europeus em julho de 2010.

CE também adoptou um plano de ação que propunha uma série de medidas específicas, incluindo a proposta de adoção da diretiva relativa à implantação de STI. A diretiva prevê que a Comissão Europeia adopte, até 2017, as especificações para as disposições funcionais, técnicas e organizacionais ou relacionadas com os serviços dos STI, a fim de garantir a compatibilidade, a interoperabilidade e a continuidade das soluções STI na UE. As primeiras prioridades incluem a informação sobre tráfego e viagens, o sistema de chamadas de emergência eCall e o estacionamento inteligente de camiões. Os centros nacionais de informação de tráfego devem trabalhar em conjunto e trocar informações sobre acidentes de viação ou itinerários alternativos, de acordo com o acordo alcançado na reunião dos ministros dos transportes da UE em Chipre, em julho de 2012.

Aparentemente, estes planos têm por objetivo a introdução obrigatória do sistema eCall em toda a UE. Em geral, todos os novos modelos de automóveis de passageiros e de veículos comerciais ligeiros serão equipados com o sistema eCall e com a infraestrutura necessária para a receção e o processamento adequados do eCall. Os dados obtidos através do eCall permitirão aos serviços de emergência prestar assistência aos condutores e ocupantes mais rapidamente.

A Comissão Europeia lançou o eCall, uma iniciativa inovadora destinada a prestar assistência rápida e automatizada aos automobilistas em caso de acidente em qualquer ponto da União Europeia. As coligações do sector, como a ERTICO, a Organização Europeia de Sistemas de Transporte Inteligentes, os Estados-Membros europeus e as principais empresas de STI de todo o mundo estão a trabalhar arduamente para desenvolver e implementar novas tecnologias e estratégias para responder ao desafio do eCall.

Para responder ao desafio de desenvolver um programa eCall pan-europeu, a ERTICO e as suas organizações membros apoiaram os programas-piloto eCall europeus harmonizados financiados pela UE, também conhecidos como HeERO. Os programas HeERO1, HeERO 2 e iHeERO tiveram início em 2011 e estão a prosseguir. Proporcionam programas eCall interoperáveis em todas as regiões da UE participantes, sincronizados para além das fronteiras nacionais e das redes. Graças ao HeERO, o eCall já foi implantado com êxito em várias regiões, de acordo com as normas europeias, utilizando o 112 como número de emergência pan-europeu. A chamada de emergência para o 112 baseia-se numa chamada de emergência bidirecional estabelecida automaticamente para um centro de chamadas de emergência (Public Safety Answering Point, PSAP) imediatamente após um incidente ou após ativação manual. A solução do módulo máquina-a-máquina (M2M) da Cinterion envia de forma fiável o MSD recolhido para um centro de chamadas de emergência através de redes móveis. Além disso, o módulo estabelece uma chamada automática em modo mãos-livres para que o pessoal do centro de chamadas de emergência possa obter informações adicionais dos passageiros afectados. A chamada pode ser utilizada para determinar quais os serviços de emergência necessários, de modo a que os primeiros socorristas no local estejam totalmente informados e prontos a ajudar, se necessário.[35]

O ECall assenta numa infraestrutura pan-europeia actualizada de PSAP interoperáveis e em dispositivos de comunicação M2M instalados ou incorporados em todos os veículos. Em caso de acidente rodoviário grave, o equipamento de bordo (IVE) deve poder ligar automaticamente para o 112 e transmitir de forma fiável os pormenores do incidente através de redes sem fios.

[35] A Comissão Europeia estima que o eCall reduzirá os tempos de resposta a emergências em 50% nas zonas rurais e 40% nas zonas urbanas.

Estas informações são definidas em conjunto como o conjunto mínimo de dados (MSD) e incluem

- na altura do incidente,
- Causa da ativação,
- Coordenadas GPS, e
- VIN.

O eCall também pode ser ativado manualmente. O operador de rede móvel (ORM) reconhece que a chamada de emergência para o 112 é uma chamada eCall com base na "bandeira eCall" inserida pelo módulo de comunicação do veículo. O operador de rede móvel trata a chamada eCall como qualquer outra chamada de emergência para o 112 e encaminha-a para o ponto de atendimento de segurança pública (PSAP) mais adequado. O operador do PSAP recebe tanto a chamada de voz como o MSD. A informação fornecida pelo MSD é descodificada e apresentada no ecrã do operador do PSAP. Ao mesmo tempo, o operador pode ouvir o que está a acontecer no veículo e, se possível, falar com os ocupantes do veículo. Desta forma, o operador pode determinar quais os serviços de emergência necessários no local do acidente (ambulância, bombeiros, polícia) e encaminhar rapidamente o alarme e todas as informações relevantes para o serviço correto. As normas europeias não especificam se o eCall é fornecido através de um dispositivo de acesso à rede incorporado (módulo GSM) ou através de um dispositivo móvel ou portátil, por exemplo, um telemóvel.

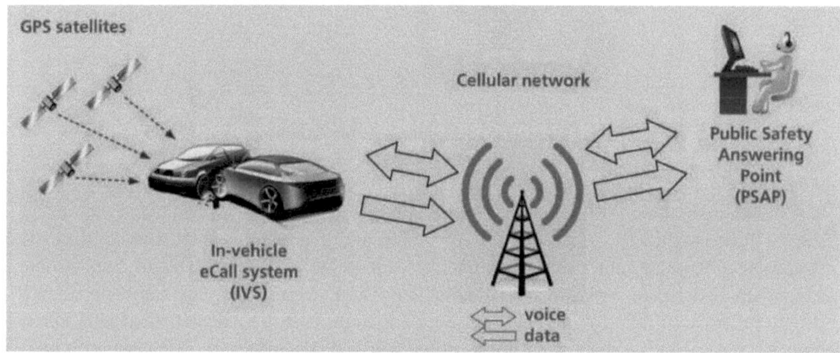

Figura 10 Funcionamento do sistema eCall.
Fonte: Fonte própria

No entanto, os requisitos operacionais do eCall a nível europeu estipulam que:

- a solução é robusta e normalmente sobrevive a um acidente;
- a qualidade do serviço dos dispositivos de bordo, incluindo os dispositivos de

comunicação, seja fiável.[36]

PRIVACIDADE E PROTECÇÃO DE DADOS

Em 26 de novembro de 2012, a Comissão Europeia apresentou um projeto de regulamento sobre a "*implantação harmonizada de um sistema eCall interoperável à escala da UE*", que deverá ser introduzido até 1 de outubro de 2015.[37] No entanto, tem havido discussões em alguns países da UE sobre o impacto do eCall na privacidade e na proteção de dados. Outros debates centram-se na instalação obrigatória de gravadores de dados de eventos (EDR), o que seria contrário aos princípios britânicos de liberdade e escolha.

O termo "caixa negra" é familiar para as pessoas, principalmente dos aviões, como uma memória de dados de voo. Num automóvel, o termo pode ser semelhante ao de uma câmara. No entanto, existe uma caixa negra no automóvel que regista todos os seus movimentos. Contém informações importantes sobre o curso do voo, se tomarmos o acidente de avião como exemplo, que podem esclarecer o que aconteceu. Quando se trata de automóveis e de caixas negras, utilizamos o termo sistemas de registo de dados de eventos (EDR). Os EDR estão presentes nos automóveis há muito tempo.

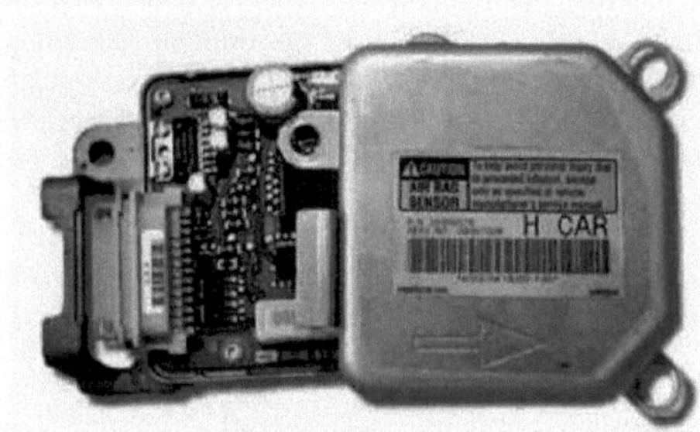

Figura 11 Registador de dados de eventos
Fonte: Fonte própria

No início, era utilizado principalmente como fonte de informação para ativar os airbags. Posteriormente, o dispositivo foi melhorado e começou a recolher muitas outras informações. Hoje em dia, pode saber não só a sua velocidade e localização, mas também a posição do pedal ou a posição do volante. Nos EUA, a utilização de dispositivos EDR é obrigatória para os automóveis. A situação na Europa com o EDR ou eCall está apenas a começar, mas alguns fabricantes já incorporaram o EDR nos seus veículos, incluindo na Europa, e a maioria das empresas não fala sobre este segredo incorporado. O problema do EDR é também a forma de aceder aos dados. Isto implica não só software e hardware especializados, mas também um verdadeiro conhecimento da matéria. [38]É praticamente

[36] A solução mais fiável é um sistema totalmente incorporado com um módulo GSM incorporado, um cartão SIM incorporado e a capacidade de gerir dispositivos através do ar.

[37] União Europeia, *Projeto de Regulamento n.º 305/2013*.
Fonte:
<http://eur-lex.europa.eu/legal-content/EN/TXT/PDF/?uri=CELEX:32013R0305&from=EN>
[online 02/05/2017]

[38] Em alguns estados dos EUA, os dados do EDR podem ser utilizados para investigar um acidente

impossível para o automobilista comum obter os dados do EDR, mesmo que o seu automóvel esteja equipado com o EDR. Os sistemas EDR ou caixas negras estão provavelmente incorporados na maioria dos automóveis modernos. Os dados são recolhidos apenas para os fabricantes de automóveis para os ajudar a melhorar os veículos e é também importante explicar uma diferença importante entre o eCall e o EDR. Enquanto o sistema eCall não regista constantemente a localização do veículo, o EDR pode utilizar esta caraterística. As companhias de seguros podem utilizá-lo para criar cotações de seguros personalizadas, registando a forma como cada pessoa conduz. As forças policiais já utilizaram os sistemas eCall para localizar condutores suspeitos. A Comissão Europeia declarou que o objetivo do eCall é *"atenuar as consequências dos acidentes rodoviários graves na UE".*[39] No entanto, ambos os sistemas são muito semelhantes. Por conseguinte, a utilização abusiva dos dados pode ocorrer de forma semelhante à do sistema eCall. Devemos esperar esta situação? Quem será penalizado por um erro tão grave que pode afetar a privacidade de todos os condutores?

É claro que há uma distinção importante a fazer entre o eCall e os EDR. Como já sabemos, o sistema eCall foi concebido para efetuar chamadas de emergência no veículo através do número de emergência europeu 112. Um EDR, por outro lado, é primeiro instalado no veículo. Só depois é que o sistema eCall pode ser instalado no veículo. Em caso de acidente ou se for ativado manualmente, o eCall estabelece uma ligação vocal com o centro de chamadas de emergência mais próximo e envia uma mensagem de emergência conhecida como MSD. Com base nas informações contidas na MSD, os serviços de emergência podem determinar a localização exacta do veículo.[40] A Comissão Europeia apelou à instalação de dispositivos eCall em todos os novos tipos de veículos de passageiros e veículos comerciais ligeiros, como carrinhas, esperando a Comissão que *a tecnologia esteja totalmente implantada até 2033." Consequentemente*, a utilização do EDR e do eCall tornar-se-á uma parte obrigatória dos veículos, uma vez que os condutores não poderão remover a tecnologia depois de instalada. O EDR também já não pode ser desligado depois de instalado no veículo. [41]É importante salientar que a tecnologia do tipo eCall já pode ser adquirida por particulares que desejem instalá-la voluntariamente nos seus veículos. A Comissão Europeia declarou que o MSD contém o local exato do acidente, a hora e a descrição do veículo. De acordo com um relatório do Instituto Europeu de Normas de Telecomunicações, o MSD também inclui a direção da viagem, que é derivada de dados precisos baseados em satélites. O relatório do

---

em tribunal e alguns dados podem ser utilizados sem o consentimento do proprietário do veículo. Na Europa, no entanto, esta possibilidade ainda não existe, embora esta questão esteja a tornar-se cada vez mais comum.

[39] Comissão Europeia, *eCall: Chamada de emergência automática para acidentes rodoviários obrigatória nos automóveis a partir de 2015.*
Fonte: http://ec.europa.eu/commission 2010-2014/kallas/headlines/news/2013/06/ecall en.htm [em linha a 04.05.2017]

[40] É confuso o facto de a Comissão Europeia ter aparentemente apresentado estatísticas diferentes sobre a eficácia do eCall. Uma estimativa indica que o eCall poderia salvar até 2 500 vidas por ano se fosse plenamente aplicado.
http://eur-lex.europa.eu/legal-content/EN/ALL/?uri=CELEX:52009DC0434

[41] The Daily Mail, A UE quer equipar todos os carros do Reino Unido com chips de localização - e os ministros admitem que são impotentes para impedir a tecnologia do Big Brother.
Fonte:
<http://www.dailymail.co.uk/news/article-2625244/EU-bug-car-UK-tracker-chips-Ministers-permitir-sem-poder-parar-tecnologia-do-grande-irmão.html>
[online 04/05/2017]

projeto VERONICA, que trata do estudo de três anos da UE sobre a viabilidade de instalar o EDR em todos os carros novos, sublinhou que o EDR também incluiria os seguintes itens:

- Velocidade inicial e de impacto;
- Alteração da velocidade devido a uma colisão;
- Aceleração ou desaceleração longitudinal;
- Aceleração ou desaceleração lateral;
- Ângulo do eixo longitudinal do veículo;
- Estado da luz dos travões, dos indicadores e dos faróis;
- Utilização do pedal do acelerador, da direção, da buzina e da embraiagem;
- Monitorização das mensagens de erro apresentadas.[42]

De acordo com o relatório, estes dados são necessários para que os serviços de emergência possam avaliar a gravidade do acidente. O relatório refere ainda que o EDR não incluirá estes dados no MSD por defeito. Se o MSD contiver dados antes e depois do acidente, estas informações pormenorizadas sobre a localização do condutor e os dados do trajeto estarão disponíveis.[43]

[42] Comissão Europeia: Projeto VERONICA I.

[43] Segundo um artigo publicado no Sunday Times, este tipo de dados já foi utilizado pela polícia para localizar automobilistas, que afirma que alguns membros da INTERPOL estão a utilizar o sistema eCall para fins de vigilância.

CAPÍTULO 5 RESUMO

"A educação é um direito humano com um imenso poder de transformação. As pedras angulares da liberdade, da democracia e do desenvolvimento humano sustentável assentam nos seus alicerces. "Kofi Annan

A segurança tornou-se uma questão importante tanto para os fabricantes de automóveis novos como para os clientes. Os fabricantes de automóveis desenvolveram tecnologias que evitam acidentes ou reduzem significativamente o risco de ferimentos ou morte em caso de acidente. É importante que o seu veículo lhe ofereça a máxima proteção em caso de acidente. A segurança de um automóvel depende de uma série de factores. Na sequência das medidas estabelecidas no Livro Branco sobre Segurança Rodoviária de 2001, a situação da segurança rodoviária melhorou. O número de mortes na estrada na UE diminuiu mais de 19% desde 2013.

No entanto, com milhares de mortos e milhões de feridos, as estradas continuam a ser o modo de transporte mais inseguro. Por conseguinte, são necessários sistemas de segurança automóvel inteligentes que permitam aumentar o nível de segurança rodoviária. Os automóveis modernos de hoje oferecem mais tecnologias de proteção dos ocupantes e de prevenção de colisões do que os modelos de veículos tradicionais. A nova tecnologia automóvel oferece potenciais benefícios, mas o condutor é um fator crítico, especialmente para os jovens e os condutores mais velhos. As características de segurança dos veículos fazem agora parte de quase todos os modelos de automóveis. Com o aumento dos requisitos de segurança dos veículos, a investigação intensificou-se e surgem regularmente novas soluções inovadoras. Atualmente, um sistema de segurança é muito importante para os pais com crianças pequenas. Existe um projeto que trabalha com a ideia de um microinterruptor que é instalado na cadeira de criança quando a criança é colocada no automóvel. Este sistema reage a diferentes situações no carro. Por exemplo, se o condutor sair do carro para abastecer e só regressar passado muito tempo, o sistema avisa da situação suspeita através de um aviso sonoro ou visual. Este aviso pode ser direcionado para o condutor ou para os transeuntes. Se o primeiro aviso não ajudar, pode ser ativado um outro aviso utilizando o localizador GPS. O sistema oferece vários níveis de aviso para uma situação em que o condutor ou a vizinhança devem ser alertados.

Os fabricantes de automóveis instalam vários sistemas de segurança para proteger os ocupantes. Existem também sistemas de proteção contra o roubo. Uma única unidade é instalada com algumas melhorias para tornar impossível aos ladrões desactivarem estes sistemas.

Além disso, as novas visões prevêem novas tecnologias que reduziriam o número de mortes e lesões causadas por acidentes rodoviários. Um dos objectivos é integrar tecnologia avançada nos automóveis para evitar acidentes rodoviários relacionados com o álcool. Os sensores nos bancos e na alavanca de velocidades do veículo são concebidos para reconhecer o álcool através da transpiração do condutor e impedir a condução do veículo. Além disso, uma câmara monitoriza os olhos do condutor. Se reconhecer sinais de sonolência ou embriaguez, o carro avisa o condutor por voz e aperta o cinto de segurança para o acordar. Embora este conceito de carro futurista possa ainda não estar nas auto-estradas, é interessante ver o que o futuro trará em termos de sistemas de segurança para os carros, para evitar perigos externos nas estradas.

A utilização de computadores nos veículos automóveis modernos está a aumentar a um ritmo cada vez mais rápido. Com a introdução da ECU no início dos anos 80, os computadores entraram nos automóveis de passageiros. Fomos confrontados pela primeira vez com a questão da pirataria informática de veículos em 2010, quando um antigo empregado de um concessionário automóvel em Austin, Texas, procurou vingar-se do seu antigo empregador. Na realidade, este ataque não consistiu em piratear os veículos em si. No entanto, o atacante foi capaz de desativar fisicamente os veículos dos proprietários inocentes sem o seu conhecimento ou consentimento. De facto, o ataque foi utilizado para causar o caos, uma vez que os proprietários dos veículos ficaram trancados fora dos seus veículos e as buzinas estavam constantemente a tocar.

A definição simples de cibercrime é "infracções penais dirigidas contra um computador ou um sistema informático". No entanto, a natureza da cibercriminalidade é muito mais complexa. Pode assumir a forma de uma simples intrusão não autorizada num computador ou de uma simples pirataria informática de um veículo. A cibercriminalidade pode ter muitas origens diferentes. No entanto, uma coisa é sempre a mesma. O alvo da cibercriminalidade são os dados e não o sistema informático. Também pode ser o sistema de um automóvel e as suas funções.

Investigar crimes contra os dados significa que temos de investigar o local do crime: o sistema informático. Este é o local onde recolhemos as provas do crime contra os dados. No entanto, pode ser difícil encontrar um ponto de partida quando comparado com outras formas de crime, por exemplo, roubo, homicídio, furto, etc. Também podemos descobrir que existem poucas pistas boas. Pode mesmo acontecer que apenas suspeitemos da ocorrência de um crime. Pode não haver sinais óbvios. Outro aspeto da cibercriminalidade é o facto de ninguém querer admitir que o crime ocorreu.

Há várias técnicas técnicas, de investigação e de recolha de informações a aprender. É uma combinação destas técnicas aprendidas e da natureza da pessoa que procura respostas que conduz a investigações eficazes. Os actuais criminosos informáticos são motivados por uma variedade de coisas. Os piratas informáticos podem piratear para obter ganhos financeiros, por vingança ou por motivos políticos. Há outros aspectos do hacker moderno que são preocupantes.[44] *No final da década de 1980 e início da década de 1990, a revolução informática deu origem ao criador de vírus. Foram identificadas mais de 7000 estirpes de vírus e a comunidade antivírus parece ter a situação sob controlo. As organizações já não têm medo de ataques de vírus, uma vez que existem mecanismos de proteção adequados disponíveis a preços razoáveis. No entanto, há organizações onde os computadores são vulneráveis.*

Os veículos conectados estão a conduzir-nos a um modo de transporte mais seguro e mais eficiente, permitindo uma experiência de condução conectada. Uma das formas de ligar os veículos é através da Internet, mas há preocupações de que isso possa expor os veículos ligados - e as pessoas que os transportam - a potenciais riscos de ameaças em linha. O evento mostrará a investigação realizada para identificar potenciais vulnerabilidades na cibersegurança dos veículos e a forma como a segurança da indústria automóvel está a responder à afirmação de que os automóveis podem ser "pirateados".

Tem havido muito debate na comunidade informática sobre a evolução do termo "hacker". No passado, "hacker" era uma designação orgulhosa para um programador elegante nas fases iniciais do desenvolvimento de computadores. As soluções do hacker para problemas difíceis eram eficazes, compactas, eficientes e criativas.

Alguns temas da cibersegurança são regularmente discutidos com recurso a termos técnicos cujo significado não só não é familiar para muitos no sector automóvel, como

[44] A maior parte dos piratas informáticos especializados são bons escritores de código. Não só compreendem os sistemas que estão a atacar, como a maioria deles também escreve as suas próprias ferramentas eficazes.

também tem um significado diferente para quem trabalha no próprio mercado da cibersegurança. No entanto, é de notar que a cibersegurança automóvel levanta questões que são específicas deste sector industrial, pelo que as tentativas de estabelecer comparações entre o conceito geral de "cibersegurança" e o conceito no que diz respeito ao mercado dos veículos rodoviários devem ser feitas com cautela.

Em geral, temos de tomar medidas complexas para prevenir a cibercriminalidade. Uma boa cibersegurança implica a aplicação de políticas, normas e práticas eficazes, bem como de arquitecturas e contramedidas de segurança adequadas e uma boa sensibilização para a segurança.

Computer Crime - A Crimefighter's Handbook" enumera cinco métodos básicos utilizados pelos criminosos informáticos para obter informações sobre as empresas que atacam:

- *Observação de dispositivos e eventos;*
- *Utilização de informações públicas;*
- *Mergulhar no contentor do lixo;*
- *sistemas comprometedores;*
- *Engenharia social.*[45]

Estas cinco estratégias de ataque sugerem que pode tomar as contra-medidas adequadas para reduzir as hipóteses de sucesso do ataque.

Afinal de contas, nenhum sistema informático ligado é 100% seguro em termos de inviolabilidade ou integridade dos dados nele armazenados. Uma das razões pelas quais os sistemas informáticos não podem ser completamente seguros reside nos requisitos de manutenção da segurança. Parte do risco pode ser compensado através da afetação de recursos de segurança onde estes são mais necessários num dado momento. A identificação dos factores motivadores dos ciberataques pode revelar-se uma estratégia eficaz no combate à cibercriminalidade e a outros ataques maliciosos dirigidos através da Internet. Os conhecimentos adquiridos podem ajudar a antecipar a natureza das futuras ameaças. No caso do sector automóvel, esses motivos podem incluir, por exemplo, o acesso a aplicações e serviços automóveis em linha que contenham dados bancários, dados gerais de identificação pessoal, como nomes de utilizador e palavras-passe de redes sociais, dados de seguros e fiscais úteis para o roubo de identidade ou autorizações de viagens internacionais, etc. Estes motivos podem também incluir: Espionagem industrial e acesso ilegal à propriedade intelectual, sabotagem ou interferência no desempenho de veículos e sistemas conectados, terrorismo envolvendo a desativação de veículos como parte de um ataque ou reatribuição de identificação de veículos em veículos roubados.

Deve ser proposta uma série de eventos para identificar estes desafios e ameaças comuns na indústria automóvel moderna e as questões de cibersegurança em todos os modos de transporte. [st]*Estes eventos devem criar um ambiente que incentive a colaboração e a investigação no sector para garantir a segurança e a inovação do século XXI.*

[45] A engenharia social refere-se à manipulação psicológica no domínio das ciências sociais. Envolve a exploração de vulnerabilidades em wetware e não em software. O objetivo é levar as pessoas a revelar palavras-passe ou outras informações que ponham em causa a segurança de um sistema alvo.

REFERÊNCIAS

Publicações

[1] 1] MARCINEK, M. - DWORZECKI, J. Technical Aspects of use of Selected Specialist Equipment Intended for Road-Side Rescuing, 1st - New York: Iglobal Writer Inc. and Pro Pomerania Foundation Poland, 2015 - 175 pp. - ISBN 97883-63680-77-0.

[2] BEYER, C., SCHRAMM, H. e WREDE, J., Electronic Braking System EBS - Status and Advanced Functions, SAE Technical Paper 982781, 1998.

[3] SHOENEBURG, R. e BREITLING, T., Improvement of active and passive safety through future pre-safe systems. DaimlerChrysler AG e Mercedes Car Group (MCG), Alemanha, documento número 05-0080, 2010

[4] PEDEN, M. et al. (eds.). Relatório mundial sobre a prevenção de lesões causadas pelo tráfego rodoviário. Genebra, Organização Mundial de Saúde, 2004.

[5] DWORZECKI, J.: *Transportes na Polónia. Diagnóstico dos componentes de segurança*, [In:] Metodologia a metodika analyzy zdrojov ohrozenia vnutomej bezpecnosti SR, Bratislava 2011, pub. Akademia Policajneho zboru v Bratislave.

[6] EVANS, L., Seat Belt Effectiveness: The Influence of Crash Severity and Selective Recruitment (Eficácia do cinto de segurança: a influência da gravidade do acidente e do recrutamento seletivo). Accident Analysis and Prevention, 1996, 28: 423-433.

[7] stTransportation Equity Act for the 21 Century (TEA-21) de 1998 sobre a utilização de airbags modernos.

[8] thBREITLING, T., BREUER, J. e PETERSEN, U. Enhancing Traffic Safety by Active Safety Innovations, 30 SAE Convergence, 18-20 de outubro de 2004, EUA.

[9] FACH, M. Métodos de avaliação da eficácia da segurança ativa

[10] MARCINEK. M.: Simulação de situações de crise a nível nacional e internacional A gestão internacional de crises como suporte para a formação de gestores de crises. In: Nehody s hromadnym postihnutim osob, 2011 Zilina, Congresso Internacional, ISBN 978-80-969219-8-0

[11] BAUMANN, K.-H., JUSTEN, R. e SHOENEBURG, R. The Next Step in the Enhancement of Vehicle Safety, Documento n.º 410, Conferência ESV, 2003 Japão

[12] thTHOMAS, C., PERRON, T., LE COZ, J.-Y., AGUADE, V., What Happens on the Road before Fatal Car Crashes?, 40 Conferência da AAAM, 7-9 de outubro de 1996, Vancouver

[13] DAY, A. Braking ofRoad Vehicles, Butterworth-Heinemann 1ª edição, 2014, 488 p. ISBN 978-0-12-397314-6

[14] PERRON, T. Experiências de segurança ativa com condutores comuns para a especificação de sistemas de segurança ativa. Laboratório de acidentologia, biomecânica e comportamento humano - PSA Peugeot Citroën - RENAULT (LAB)

[15] Relatório de investigação do RACV sobre a eficácia dos sistemas ABS e de controlo da estabilidade dos veículos, 2004

[16] PERRON, T. Experiências de segurança ativa com condutores comuns para a especificação de sistemas de segurança ativa. Laboratório de acidentologia, biomecânica e comportamento humano - PSA Peugeot Citroën - RENAULT (LAB)

[17] LIE, A., TINGVALL, C., KRAFFT, M. e KULLGREN, A., The effectiveness of esc (electronic stability control) in reducing real life crashes and injuries, 2005

[18] BURTON, D., DELANEY, A., NEWSTEAD, S., LOGAN, D. e FILDES, B., Development of Active Safety Systems to improve Vehicle Safety, 2004, 56 p. ISBN 187-5963-39-1.
[19] FENNEL, H. e DING, E. L., A Model-Based Failsafe System for the Continental TEVES Electronic-Stability-Programme (ESP), SAE Technical Paper 2000-01-1635, 2000.

Fontes electrónicas

http://eur-lex.europa.eu
http://ec.europa.eu/commission.htm
https://en.wikipedia.org
www.itu.int/osg/csd/cybersecurity/gca/pillars-goals/index.html

Acções

- Lei nº 314/2001 Coll. sobre a proteção contra incêndios, com a última redação que lhe foi dada
- Lei n.º 315/2001 Coll. sobre os serviços de incêndio e de socorro
- Lei n.º 8/2009 Col. sobre a Lei do Tráfego Rodoviário
- Lei n.º 124/2006 Coll. sobre segurança e proteção da saúde no trabalho e que altera e modifica determinados actos
- Lei nº 264/1999 Coll. sobre requisitos técnicos e verificação da conformidade
- Decreto do Ministério do Interior da República Eslovaca n.o 611/2006 Coll. sobre unidades de bombeiros
- Decreto do Ministério do Interior da República Eslovaca n.o 162/2006 Coll. relativo às características da tecnologia e do equipamento de combate a incêndios e às condições especiais de funcionamento e que assegura a sua inspeção regular.
- Decreto do Ministério do Interior da República Eslovaca n.º 26/2002 Coll.
- Instrução do Presidente do Serviço de Bombeiros e Salvamento n.º 20/2007, sobre práticas tácticas e metodológicas na prestação de serviços de salvamento
- Instrução do Presidente do Serviço de Bombeiros e de Proteção Civil n.º 31/2005, relativa aos parâmetros técnicos e tácticos e ao equipamento técnico dos veículos do serviço de bombeiros e de proteção civil

- Decreto do Ministério do Interior da República Eslovaca n.º 26/2002 Coll. Eslováquia, que define os requisitos para o trabalho seguro com equipamento de salvamento
- Decreto do Ministério do Interior da República Eslovaca n.o 611/2006 Coll. sobre as unidades de bombeiros, que define os meios dos serviços de incêndio e salvamento e os requisitos para a sua utilização.
- Instrução do Presidente do Serviço de Bombeiros e de Proteção Civil n.º 31/2005, relativa aos parâmetros técnicos e tácticos e ao equipamento técnico dos veículos do serviço de bombeiros e de proteção civil
- ETS 185 - Convenção sobre a Cibercriminalidade
- A legislação da UE na Diretiva 2012/36/UE

Índice

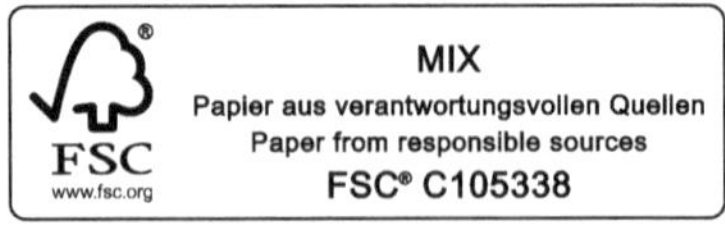

Printed by Books on Demand GmbH, Norderstedt / Germany